U0213050

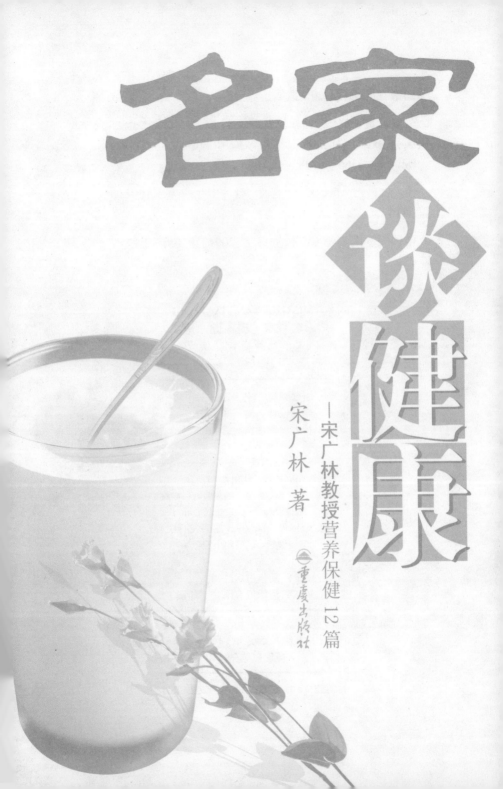

名家谈健康

——宋广林教授营养保健 12 篇

宋广林 著

重庆出版社

图书在版编目(CIP)数据

名家谈健康:宋广林教授营养保健12篇/宋广林著.
重庆:重庆出版社,2004
ISBN 7 – 5366 – 6878 – 3

Ⅰ. 名… Ⅱ. 宋… Ⅲ. 营养卫生—基本知识
Ⅳ. R15

中国版本图书馆 CIP 数据核字(2004)第 106572 号

MINGJIA TAN JIANKANG

名 家 谈 健 康
—— 宋广林教授营养保健 12 篇

宋广林 著

责任编辑 王 灿 王 念
封面设计 向 洋
技术设计 张 进
插　图 王 念

重庆出版社出版、发行
(重庆长江二路 205 号 邮政编码 400016)
网址:http/www. cqph. com
邮箱:fxchu@ cqph. com(图书发行中心)
出版人:罗小卫

新华书店经销
重庆科情印务有限公司印刷

开本 890 mm×1240 mm 1/32 印张 9.75 插页 4 字数 196 千
2005 年 1 月第 1 版 2006 年 3 月第 1 版第 2 次印刷
印数 4 001 – 9 000

ISBN 7 – 5366 – 6878 – 3/R · 226
定价:22.00 元

写给读者朋友

　　唯有健康才是人生，健康长寿是人类永恒的追求。当前，众多中国人已经过上小康生活。他们不再为吃饭发愁，住进高楼，不少人还开上了自家汽车。生活条件的改善理应带来健康水平的提高，传染病和感染性疾病发病率和病死率的大幅降低，以及寿命的延长。

　　但是我国13亿居民中有2.4亿人体重超重，其中7 000余万人肥胖；1.6亿人患高血压；每年新发心脑血管疾病500万例；每年新发肿瘤160万例；每年新发糖尿病75万例……每年由于这些现代文明病引起的死亡达到500万人。

　　现代文明病已经成为威胁我国居民健康的第一杀手。

　　改革开放以前，威胁我国居民健康的首要因素是传染病和感染性疾病。当时，只要有良好的医疗卫生条件，如有技术过硬的医生、良好的药物和设备、行之有效的疫苗，就能确保健康。

现在不行了，无论患了哪种现代文明病，都没有特效药物治疗，再高明的医生也无法治愈。为什么会发生这样的改变呢？根本原因就在于，现代文明病不再是由细菌、病毒等病原微生物引起，而是患者自身营养结构不科学、缺乏运动以及心理不平衡等综合因素导致的。它是一种人们不健康行为引起的疾病。因此，无论预防还是治疗，都离不开自身健康行为的养成。可见，现在已经进入了自我保健时代，健康不再主要掌握在医生手里，而更多地掌握在每个人自己的手中。

天道自然，人道自己。为了获得健康，必须从自我保健做起。自我保健首先要求人们掌握必要的营养保健知识。世界卫生组织前总干事中岛宏博士讲："许多人不是死于疾病，而是死于无知。不要死于愚昧，不要死于无知，因为许多疾病是可以避免的。"看来，每个人都需要学习一些营养保健知识。

自1985年以来，我几乎每年都能出版一本书。但近三四年，由于会议和赴全国各地做报告的机会多了，虽然也发表了300余篇文章，虽然有些健康理念已经或正在被广大公众所接受，如1997年我提出的"为终身骨骼健康，需要天天喝奶"以及2002年我提出的"全民缺乏膳食纤维素"理念，但我再也无法拿出整块的时间，坐下来写一本书。最近，在朋友的一再怂恿下，我下决心推掉了大多数活动，静下心，坐下来，用4个月时间，将近年所做的报告，以及所发表的文章，重新加以整理，使之系统化，并增添了不少新内容，旨在拿出来奉献给读者。由于时间仓促，以及个人水平所限，不足和错误之处在所难免，欢迎同行和广大读者批评指正。

编写过程中，得到重庆出版社责任编辑的多方面支持和帮助，也得到许超先生的大力协助，深表谢意！

祝愿每位读者身体健康，万事如意！

宋广林

2004年10月于北京

目 录

第 1 篇　把握健康 ……………………………………（3）

健康定义：健康度量衡 ……………………（4）

健康是金：人生的第一要务 ………………（6）

健康敌人：现代文明病 ……………………（9）

健康实践：保健三部曲 ……………………（15）

第 2 篇　吃出健康 ……………………………………（21）

吃的警告：营养不良与营养过剩 …………（21）

吃的原则：中国居民膳食指南 ……………（26）

吃的科学：膳食平衡方略 …………………（34）

吃的方法：将平衡进行到底 ………………（37）

第 3 篇　科学补钙 ……………………………………（41）

钙与健康：钙的健康功用 …………………（41）

钙的需求：健康需求量 ……………………（43）

钙缺乏疾病：佝偻病与骨质疏松 …………（45）

钙与居民：我国居民膳食钙摄入不足 ……（49）

钙的补给：食补 or 药补 …………………（51）

补钙时机：少儿时期是最佳 ………………（53）

怎样补钙：适量、分次、晒太阳 …………（54）

如何选钙：服钙容易，选钙难 ……………（56）

钙的伴侣：不能忽视的维生素 D …………（63）

骨骼健康：运动与补钙同等重要 …………（65）

第4篇　终身不断奶 ·················· （69）

健康的要求：天天喝牛奶 ·········· （69）

终身不断奶：钙质天天有 ·········· （71）

乳品选择：只选对的，不选贵的 ········ （73）

酸奶：营养保健双优食品 ·········· （75）

配方奶粉：没有母乳吃的婴儿的最佳选择

·················· （77）

奶中黄金：牛初乳 ·············· （82）

喝牛奶不耐受怎么办 ············ （83）

肥胖者的选择：脱脂奶 ·········· （84）

喝奶也要讲卫生 ·············· （86）

饮奶知识问与答 ·············· （87）

含乳饮料莫当奶 ·············· （90）

第5篇　现代人喝什么 ·············· （95）

生命之水：生命活动的必要条件 ········ （95）

无可替代：矿泉水、纯净水不能代替自来水

·················· （98）

喝出的毛病：果汁饮料综合征 ·········· （101）

咖啡、可乐：多则为患 ············ （103）

主导饮用水：白开水 ············ （105）

喝什么听自己的：向广告说 NO ········ （107）

明天喝什么：纯净水、矿泉水，还是白开水

·················· （109）

冷饮：让人喜欢让人忧 ············ （111）

第6篇　现代科学新理念：健康离不开膳食纤维素

·················· （119）

膳食纤维素缺乏：现代文明病的温床 ··· （119）

不容忽视的现实：全民缺乏膳食纤维素

·················· （124）

　　有用的膳食纤维素:生理功能全方位 … (126)

　　"米袋子"、"菜篮子"和"果盘子"中的膳食纤

　　维素 ……………………………………… (131)

第7篇　防患于未然易,除患于已然难:别让食物伤人

　　　………………………………………… (143)

　　食品卫生:不得不说的话题 ………… (144)

　　警惕:农药入口 ……………………… (147)

　　"毒鼠强":灭鼠还是灭人 …………… (151)

　　"瘦肉精":害人于有形 ……………… (156)

　　剧毒:越冬甘蔗 ……………………… (160)

　　致癌毒物:二恶英 …………………… (162)

　　转基因食品:吃还是不吃 …………… (166)

第8篇　旁观减肥热潮,科学对待肥胖 ………… (177)

　　社会流行病:肥胖 …………………… (177)

　　肥胖:疾病的一种 …………………… (181)

　　肥胖寻因:遗传,还是饮食失衡 ……… (185)

　　肥胖标尺:科学判断肥胖 …………… (189)

　　旁观减肥:理智面对减肥热 ………… (195)

　　科学减肥:节食有道 ………………… (196)

　　运动减肥:瘦身强体之道 …………… (199)

　　行为减肥:远离肥胖的保证 ………… (200)

　　儿童减肥:切忌随意 ………………… (209)

第9篇　糖尿病保健新理念 …………………… (217)

　　糖尿病最怕:慢性并发症 …………… (217)

　　糖尿病寻因:原发,还是继发 ……… (220)

　　糖尿病治疗:5架马车 ……………… (222)

　　糖尿病保健:膳食纤维素 …………… (226)

第10篇　心理平衡:健康的另一半 …………… (231)

　　身心健康:你中有我 ………………… (231)

名家谈健康

心理活动:有物质基础 …………………… （234）

心理健康良方:"四八九" ………………… （235）

心理养生:"一二三四五" ………………… （238）

第11篇 科学运动 …………………………… （243）

运动格言:动则不衰 …………………… （243）

科学运动:生命必需 …………………… （243）

快乐运动:有氧运动 …………………… （246）

有氧运动:"三三五" …………………… （248）

适度运动:因人而异 …………………… （249）

有氧运动一:健步运动 ………………… （250）

有氧运动二:爬楼梯运动 ……………… （251）

第12篇 环境与健康 ………………………… （255）

环境与健康:当今各国的重大课题 …… （256）

健康杀手之一:铅 ……………………… （260）

健康杀手之二:甲醛 …………………… （266）

健康杀手之三:电磁波 ………………… （271）

健康杀手之四:空调也杀人 …………… （275）

e时代疾病之一:电视迷综合征 ……… （278）

e时代疾病之二:电脑病 ……………… （281）

都市家庭流行病:宠物疾病 …………… （284）

劣质化妆品:美容不足损容有余 ……… （286）

附 录 …………………………………………… （290）

附表1 我国男子标准体重表 …………… （290）

附表2 我国女子标准体重表 …………… （292）

附表3 7岁以下男童卧位标准体重表 … （293）

附表4 7岁以下男童立位标准体重表 … （296）

附表5 7岁以下女童卧位标准体重表 … （298）

附表6 7岁以下女童立位标准体重表 … （300）

附表7 7~18岁儿童、青少年标准体重表 … （303）

"健康不仅仅是不生病，而且是身体上、心理上和社会适应上的完好状态。"这是世界卫生组织对健康的定义，也是宋教授极力向国人推广的健康理念。

近几年，宋广林教授在北京的国家图书馆、中国科技会堂、教育部礼堂、北京市人大常委会机关、北京市政协机关，以及全国30多个城市做过上百场健康知识报告，其主要目的是希望能将现代健康新观念以及保持身心健康的实用知识传达给国人，使其将健康把握在自己手中。

第**1**篇
编 辑 提 示

第 1 篇

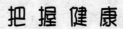

把 握 健 康

　　健康是幸福的源泉，如果健康是可以给予、赠送的，那找不到比它更珍贵的礼物了。下面奉送给大家的是有关健康的理念和实现健康的方法。祝愿每一位读者都能获得健康，并永远健康。

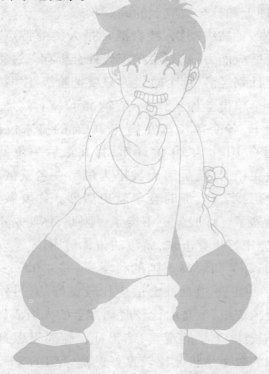

健康定义：健康度量衡

有人说，健康就是身体好，不生病；有人说不但身体好，而且还要精神好。

到底怎样才算健康呢？最早的定义：没有病就是健康。但后来发现这个定义不完整，又加上心理健康，即身体健康和心理健康。后来再进一步，认为光是身心健康还不行，还要能适应社会，就是说社会的适应能力还要好。

1948 年，世界卫生组织宪章里是这样讲的："健康不仅仅是不生病，而且是身体上、心理上和社会适应上的完好状态。"这是世界卫生组织对健康的定义，即健康是指身体、心理上和社会适应上的完好状态。

人是一种高级动物，社会活动是人类的特点，没有良好的社会适应能力，就无法在现代社会生存。过去我们国家搞的是计划经济，那个时候你只要把阶级斗争搞好就行了。在一个单位参加工作，一般情况下一干就是一辈子。现在不行了，各个单位都在搞竞争，有的搞末位淘汰制。一个部门有 10 个人，年终评审，排在最后一位就被淘汰了。你没犯错误，就是因为被排为最后一名就被淘汰了。然后你要再找工作，那时竞争就更激烈。你要做生意，竞争就更激烈了。炒股就更不得了。因此，你要是不能适应社会，不能很好生存下来，就没法说你健康。

美国、芬兰和瑞典 3 国的科学家，将 4 000 多名男女居民分为两组，一组是社会适应比较良好的，另外一组被称为社会疏离组，就是由比较脱离社会的人组成。对这两组进行了长达 12 年的观察，结果社会疏离组患有严重疾病和死亡的数字是状况比较良好的那个组的 2 ~ 3 倍，说明社会适应能力不好，身体也不会好，影响健康，甚至会缩短寿命。所以，至少到现在我们应该认为健康的标准是身心健康加上良好的社会适应能力。

后来，世界卫生组织还把道德加卜去，出现道德健康的概念。其实，关于这样的概念在我国古代就有，儒家讲的是"仁者寿"，就是尽做好事的人就能长寿。但老百姓不这么说，老百姓说"好人不长寿，坏人活千年"。这不是科学的说法，只是一种情感的发泄。根据科学的统计，还是有道德的人活的时间长。河北省揪出几个贪官，一贪污都是几千万，像这样的人，他能够睡得好觉吗？他能够不天天提心吊胆吗？像这样的人，他能够健康，能够长寿吗？所以，还是"仁者寿"这句话有道理。为了健康，为了长寿，也应该多做好事不做坏事。

现在更有人把与环境的和谐也作为健康的标准。

健康的人应该具备"五快"、"三句话"。什么是"五快"呢？就是"吃得快、睡得快、便得快、行得快、说得快"。不能够达到"五快"就很难说健康。"三句话"，就是"说话洪亮有力、走路轻盈快捷和正常的性功能"。食色性也。过去人们都不愿意谈性，但是，性生活是每个人不可少的一部分。通过我们多年的呼吁，现在性教育已经列入了中小学正常的课堂教育。但是，家庭对孩子的性教育还是一块空白，父母对孩子不言"性"，这是中国最大的悲哀。你不言，孩子就不知道"性"是怎么回事儿，他就自己通过一些不良渠道获得了一些很不科学的知识，有的弄不好，还可能引发性犯罪。所以性教育不管是对成年人，还是对儿童和青少年都是必需的。

健康是金：人生的第一要务

1. 健康格言

第一句话是："人生第一任务就是健康。"这是日本作家小路笃实奉献给大家的。

第二句话是："健康犹如真正的朋友，不到失去的时候，不知道它的珍贵。"这是英国哲学家培根奉献给诸位的。

前一阵我看中央电视台的一个电视节目，介绍天津血液病医院得白血病的那些孩子们。记者去了，问他们最想什么？他们说我们想到外面去玩一玩，最想去公园。这些孩子得了白血病以后，要隔离，由于抵抗力低，别人接触他们都要戴口罩。白血病就是血液里白细胞无限增多，但是粗制滥造，白细胞的质量特别差，所以免疫能力极低，到后来死亡主要都是由感染引起的。当他们失去健康的时候，本来正常的小孩很容易参与的经常在室外做的游戏，他们却做不了。这时就知道出去玩很珍贵。1966 年，我到农村下乡医疗。当时农村的电线杆都是木头的，竖在农田里。电线干根部腐朽了之后，须换新杆子。操作上要求先把新杆子立起来，跟旧杆子捆在一起，电工再爬上去把电线换到新杆子上，然后下来再把旧杆子放倒。可是村里那名电工为了图省事，他先爬到旧杆子上去拆除电线，打算弄完了之后再竖新杆子。他把自己捆到旧电线杆上，然后操作。这个时候，腐朽了的旧电线杆倒了，虽然倒在很松软的麦田里，但人是拴在那根杆子上的，杆子砸到他身上，最后，脊椎损伤，完全性下肢瘫痪。这名电工本来很快就要办喜事,结果受伤后对象也不跟他了。那个时候没有轮椅,他就只能瘫痪在床。他说:"现在如果能架着双拐下地走路该有多好呀!"我们正常人谁不能走路呀,当你失去了走路的功能时,架着双拐走路就成了最大期望。培根送给我们的那句话很有意义:不到失去的时候不知道健康的珍贵。所以,我们在身体好的时候就要加倍珍惜健康。

第三句是:"唯有健康才是人生。"这是德国诗人哈格多恩奉送给大家的。没有健康,你的人生就没有价值。

第四句话是:"健康的乞丐比有病的国王更幸福。"这是德国哲学家叔本华奉送给大家的。国王权力有了,金钱有了,要什么有什么。但是,他得病的痛苦哪个大臣、亲信都代替不了。乞丐什么都没有,没有衣服穿,没有饭吃。但是他如果身体健康的话,他就比有病的国王更幸福,因为他不需要经受疾病的痛苦与折磨。

第五句话是:"人最宝贵是生命,生命对于我们只有一次,生命需要健康。"这是我奉送大家的。

第六句话:"健康与疾病,生命与死亡之间只是一步之遥,假如我只有一次选择,我将选择健康。"这也是我奉送给大家的。健康与疾病,生命与死亡之间只是一步之遥。我举这样一个例子:有人游泳去了,活蹦乱跳的一个人,一下去,就再也没上来。你说生命与死亡不是一步之遥吗?我曾经碰到过这样的情况。一个6岁的小男孩,他爸爸跟他扔花生米玩。爸爸扔,小孩拿嘴接住,再吃下去。从近距离开始扔,一步步往后退。当退到第6步的时候,小孩用嘴一接马上就倒在地上了。爸爸以为他摔了跟头,走近一看,发现不对!小孩大口大口地喘气,最后嘴都憋青了。赶紧将其送到医院。等我接待这个小孩的时候,他的心跳、呼吸完全停止,已经死亡。什么原因?就是这一扔一接,花生米跑到气管里去了,把气管堵死,还能活得了吗？如果说这个家长有点急救知识的话，拿个水果刀，从小孩脖子下面胸骨上方的一点切一刀，虽然当时流血，但空气从气管切口处进去，就死不了人。到医院再去处理切口。生命与死亡之间是不是只有一步之遥？所以，我们身体好的时候，一定要珍惜健康。

最后一句话："长寿因健康才有意义，健康长寿是人类真正的追求。"这也是我送给诸位的。光长寿不是我们追求的目标。一定要健康、长寿。有的人，比如说得了脑血管疾病之后，又活了一二十年，瘫痪在床。这一二十年他活得很痛苦，这不是我们追求的目标，我们要长寿，更要健康，应该是健康跟长寿同时具有才是我们真正的追求。也就是说，我们不但追求生理上的长寿，更要追求健康寿命的延长。健康寿命不是以死亡为终点，而是指平均能够健康生存至哪一年龄，从平均寿命中扣除了由于疾病或受伤而健康受到损害的期间。我国居民平均期望寿命为77.4岁，而健康寿命只有62.3岁，也就是说，平均每个人生活不能自理的时间有15年多。

2. 树立健康第一的观念

如果说，我们把健康比喻为"1"，把其他的一切，比如说事业、地位、金钱、爱情、家庭幸福、个人爱好等等，都比喻为"1"后面的零，那么，其他的一切只有在健康存在的情况下才有意义。后面5个零，你有一个"1"，就获得10万，健康又幸福；你后头有100个零，前面的"1"没了，它仍然是零。这个比喻很好，说明健康对于我们的生命是头等重要的。

健康敌人：现代文明病

1. 疾病谱变化——现代文明病成为健康主要杀手

1）疾病谱变化

新中国成立以前，天花、霍乱和鼠疫等烈性传染病经常流行，常常引起大批居民死亡。当时传染病和感染性疾病引起的死亡，占居民死亡总数的 90% 以上。新中国成立以后，天花很快被消灭，霍乱和鼠疫被控制，但乙类和丙类传染病以及感染性疾病仍然是居民死亡的主要原因。直至 20 世纪 70 年代，传染病和感染性疾病引起的死亡，仍然占居民死亡总数的 70% ~ 80%，该类疾病是我国居民健康的主要杀手。

改革开放之后，我国居民生活水平以及医疗卫生条件有了极大提高，传染病和感染性疾病发病率大幅度降低，病死率急剧下降，由这些疾病引起的死亡人数大大减少。在城市和经济比较发达的农村地区，这些疾病的发病和引起的死亡越来越少，在全部死亡原因中已占很次要的地位。相反，慢性非传染性疾病（现代文明病）发病越来越多，引起的死亡已占到全部死亡率的 70% ~ 80% 之多，成为现代居民健康的主要杀手。

我国居民有 2.4 亿人体重超重，其中 7 000 万人肥胖；1.6 亿人血脂或胆固醇增高；1.6 亿人患高血压；每年新发心脑血管疾病 500 万例，死亡 300 万例，平均每小时死亡 340 人，其中每年新发脑血管疾病 200 万例，死亡 150 万人，幸存者 3/4 留有不同程度残疾；每年新发肿瘤 160 万例；每年新发糖尿病75 万例，现有糖尿病患者近

7 000 万。我国每年因上述疾病而引起的死亡 500 万人左右,每天平均 1.3 万人,而由于传染病引发的死亡却只有几千人。2001 年因 26 种法定传染病死亡 3 618 人,2002 年为 4 503 人,2003 年加上传染性非典型肺炎在内的 27 种法定传染病死亡共为 6 474 人。

从表 1.1 不难看出,20 世纪 50 年代引起我国居民死亡的第一位原因是呼吸系统疾病(肺炎、气管炎等),第二、第三位原因为急性传染病(痢疾、脑膜炎、麻疹等)和慢性传染病(肺结核),即全部是感染性疾病和传染病。60 年代,首位仍然为呼吸系统疾病,但第二、三位已被恶性肿瘤和脑血管疾病所取代。到了七八十年代(1975 年和 1986 年),引起死亡的前 3 位原因已完全转变为心脑血管病和恶性肿瘤等慢性非传染性疾病(现代文明病)。

表 1.1　城市居民前 3 位疾病死亡原因

序列	1957 年	1963 年	1975 年	1980 年
1	呼吸系统疾病	呼吸系统疾病	脑血管疾病	脑血管疾病
2	急性传染病	恶性肿瘤	心脏病	心脏病
3	肺结核	脑血管疾病	恶性肿瘤	恶性肿瘤

当然,传染病虽然引起的死亡不多,但由于疾病的变异以及新型传染病的出现,例如传染性非典型肺炎及禽流感,人们绝不能忽视对它们的预防。人们对传染性非典型肺炎的记忆犹新,但即使对人们熟悉的传染病也不能忽视,一旦放松警惕,它们也会再次流行。例如,已被控制了的结核病,近年又有所抬头;"流感"由于病毒经常变异,随时都有大流行之可能;1988 年上海市居民由于食用污染的毛蚶,引起甲型病毒性肝炎暴发流行,31 万人患病,47 人死亡,给人们留下了深刻教训。

总之,现代文明病已经成为影响我国居民健康的首要原因,也成为引起死亡的首要原因,占总死亡人数的70%以上。同时,还要随时注意新发传染病的预防。

2)疾病成因

通过上述分析不难看出,心脑血管病、肿瘤、糖尿病、高血压和肥胖等现代文明病,已经成为我国居民健康的主要影响因素和引起死亡的首要原因。这些疾病发病原因和传染病及感染性疾病不同,不是由细菌、病毒等微生物感染引起,而主要与个人行为习惯、生活方式以及心理、社会、环境等因素有关。这些因素在疾病发生原因中占到70%以上,详见图1.1。

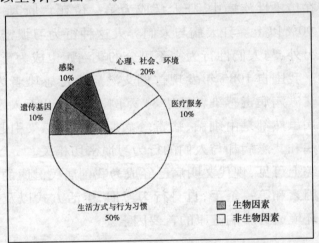

图 1.1　疾病成因图

显示:自身与群体行为因素占80%

从图1.1不难看出,对于现代人,细菌、病毒等生物感染在疾病成因中只占10%左右,遗传因素也占10%左右,而与自身行为及环境有关的因素却占至70%以上。这是从疾病发生原因分析得出来的。而从死亡原因分析,不仅占疾病死亡70%~80%的现代文明病与个人行为及环境因素密切相关,自杀与意外死亡更是如此。我国每年由自杀引起28.7万人死亡,自杀未遂的每年在200万人以上,即平均每分钟就有4人自杀未遂,每2分钟就有1人因自杀而死亡。自杀已经成为我国15~34岁年龄组居民的首要死亡原因。另外,我国每年有70万人因意外伤害死亡,平均每天死亡2 000人,其中15岁以下儿童每年因意外伤害死亡40万~50万人,这已经成为1~14岁儿童死亡的首要原因。同时,由于意外伤害每年还引起75万名儿童伤残,我国现有175万名儿童因意外伤害而致伤残。每年因儿童、青少年意外伤害而付出的经济代价高达108.6亿~453.3亿元人民币。

在传染性疾病中,狂犬病成为第一位死亡原因,病死率在90%以上。狂犬病与人们养犬这种行为习惯密切相关。另外,与人们性行为密不可分的艾滋病也成为重要传染病。我国自1985年发现首例艾滋病病毒感染者之后,目前艾滋病病毒感染者已达84万例,其中约8万人发病。传染病虽然都是由细菌、病毒等病原微生物感染引起,但狂犬病和艾滋病却与人们的行为习惯密切相关。

综上可见,现代文明病已经成为我国居民健康的首要影响因素和第一杀手;自身行为习惯、生活方式以及社会心理环境成为影响健康的首要因素。

2. 我国多数居民已进入自我保健时代

人类不同历史时期,由于生活、医疗卫生以及疾病发生原因不同,影响健康的首要的,也即关键因素也不相同(表1.2)。

表 1.2　影响健康的关键因素

	历史时期	特　点	决定健康关键因素
物资左右健康时代	远古	物资生活难于满足生存需要	居住、饮水和食物条件
医疗左右健康时代	小康之前	传染病和感染性疾病成为主要死亡原因	疫苗、抗生素、消毒和卫生
保健左右健康时代	现代化后	自身行为和生活方式成为疾病主要原因	自身保健

表 1.2 的第一行代表人类的早期。那个时代影响我们祖先健康的主要因素是物质条件。比如,这群人找到了一个比较好的山洞,这个山洞周围有良好的水源,同时找食物也不困难,他们就容易获得健康,所以叫做"物质决定健康时代"。物质决定一切,物质决定健康,决定人的寿命长短。

第二个时代就是从奴隶社会直到我国改革开放以前。几千年当中,人类定居了,农业和畜牧业生产都比较发达了,人类社会活动多了,传染病大流行:天花、霍乱、鼠疫、脑膜炎、肺结核以及丹毒等传染病不断流行。不但这些疾病流行,同时其他感染性疾病发病率也比较高。这一时代,左右人们健康的关键因素是什么呢? 是医疗卫生条件,例如,疫苗注射。我国接种牛痘以后,天花很快就被消灭了。20 世纪四五十年代,由于麻疹死亡的孩子特别多,我们推行麻疹疫苗接种以后,麻疹就较少了。现在麻疹几乎不死人了,这与疫苗接种密切相关。再就是诊断治疗水平,以及药物、医疗器械等的质量与供应。这一时代,医疗条件左右人们健康。

现在不这样了，医疗条件再好，现代文明病会照得不误。因为，现在进入了自我保健时代。上面讲了发病的因素，自我保健和环境因素占到了 70% ~ 80%。同时，现代文明病，比如说得了高血压、糖尿病，医生能够治好吗？药物能治好吗？治不好。得了糖尿病，医生会告诉你是终身性疾病，所给予的都是对症治疗。心脑血管病也如此。不管你从预防的角度，从康复的角度，还是从治疗角度，自身保健因素都是第一位的。因此，我们讲现在已进入了自我保健时代。应该有这样的意识。但社会上方方面面目前都还没有完成这种转变。我们国家过去在医疗卫生事业中，把医疗摆在第一位。现在你想知道平时吃什么更科学，更符合健康要求？你问哪个大夫去？很少有人专门去指导你营养保健。你说我想运动健身，做一点什么运动合适，应该多大的运动量，没人告诉你。

我们已经进入了自我保健时代，为什么国家和社会不来承担相应的义务呢？西方国家这样的医生多的是：居民的家庭医生可以解决，他解决不好，你不要他；社会上还有一大批专门从事保健和健康教育的医生。我们国家不是没有，而是太少。另外，许多医生也不干这些事情。你到医院去看病，医生通过一些检查，最后给你开出一些药，完事了，走吧。完事了吗？没完呢。因为我们要回家去吃药，回家去护理，回家去治疗。医生应告诉患者，药应怎么吃，应注意一些什么问题；还应该告诉患者得了这种病应该怎么营养、怎么护理；这次得病大概多长时间能好，等等。现在我国的医生不告诉患者这些问题，医生只完成医疗任务的一部分。现有经济体制下的医疗服务就是这样。一方面是医生忙，我当了几十年医生，真的是没有功夫去说这些问题。即使赶上不忙的时候，下午你去看病，10 来个医生，就一两个病人的时候，宁可大家在那里聊天，他也不详细给你说说。为什么呢？没有这样的观念。现行的医疗体制非改不可。可见我国目前已经进入了自我保健的时代，国家的政策跟不上，自身意识也跟不上。有病你就想着到医院去看病拿药，对不对？对，有病要找医生，也要吃药。但是我国居民现在很多病单靠吃药不能够完全解决问题，只能解决一部分问题，更多的问题是要靠自身保健去解决。广大民众还没有这样的意识，因此，老去盯着广告，看看什么产品能够治我这个病。你要自己考虑考虑应该通过什么样的保健措施，才能够使自己所患的疾病康复得更好。因此我们说，目前我们国家的医疗保健工作已经到了一个转折期，但是社会不适应，无论从国家行政管理部门，还是个人，都没有很好的进行转变。那么，没有实现这种转变吃亏的是谁？吃亏的当然是老百姓，包括我们自己在内。所以，这种转变必须尽早实现。

我们需要健康教育。因为我们生活在这样一个知识爆炸的时代，除了我们自己从事的专业知识可能较深入外，与生活和健康有关的知识比较缺乏。我是搞医的，要求自己的医学知识应当比较深入。同时，还要求一些科学普及的知识，比如说电脑与汽车的知识等。这些科学普及的知识大家都需要。我也需要人家给我普及电脑和汽车等知识；其他不搞医的人，也需要普及医疗保健知识。为什么中央特别重视科学普及工作，道理就在这里。

健康实践：保健三部曲

1. 现代人健康主要的敌人："三多、一少、一重"

"三多"：食量太多、动物性食品太多、精细加工食品太多。人是哺乳动物,哺乳动物的食物类型分 3 种。一种是肉食动物:狮子、老虎、狼;一种是草食动物:牛、马、羊、骆驼;另外一种是杂食动物。人类和猴子、猩猩等灵长目哺乳动物一样,属于杂食动物,并且是以吃植物性食物为主的杂食动物。过去我国居民有主、副食之分,主食吃得多,副食吃得少。主食主要是粮食。现在很多城市居民尤其是年轻人,他们以动物性食物为主,鸡、鸭、鱼、肉吃得多,而主食却吃得很少。许多年轻人不爱吃菜,蔬菜也吃得很少。这样的膳食类型,在 20 世纪五六十年代西方国家早就如此了,已经不自觉地从以植物性食物为主,转变成为以动物性食物为主的杂食了。但是,迄今为止,人体的解剖结构和生理功能,都还没有完成从以植物性食物为主到以动物性食物为主的转变。因此,这样的膳食结构违背了自然规律。这样的膳食中主要缺少什么呢? 主要是缺少膳食纤维。动物性食品膳食纤维素含量很少,细粮中也很少,加工食品中就更少。我国全民缺乏膳食纤维是个不争的事实。我们国家 20 世纪 50～70 年代,每天每个居民膳食纤维素的摄入量不少于 30 克。1992 年第 3 次营养调查的结果显示,我国城市居民膳食纤维素的摄入量只有 11.6 克,农村居民 14.1 克。2002 年卫生部、科技部、国家统计局主持的《中国居民营养与健康状况调查》:城市居民平均每天膳食纤维素摄入量只有 11.2 克,农村居民 12.4 克,全国平均 12.0 克。应该多少? 世界卫生组织规定不低于 27 克,最高可到 40 克;我们国家多数专家推荐的是 30 克。12 克与 30 克,几乎少了 2/3。因此说,全民缺乏膳食纤维素,一点也不过分。违背自然规律,违背自然法则,就要受到惩罚,现代文明病不可扼制就是一例。

"一少":缺少运动。过去,人们所从事的工作体力付出比较多,现在的工作体力付出少了;业余时间在家里看电视、上网等等多了,运动少了。看看我们的祖先什么样?他们从天一亮就去寻找食物,一直到天黑,一天都没有闲着的时候。现在我们整天很少体力活动。缺乏体力活动就会对人的健康造成很大威胁。我举一个例子,宇航员上天,吃的是全世界最好的营养品,但是,他们身处太空,失去了地心的吸引力,重力作用没有了。我们人在坐着、站着时,都要克服自身的重力。重力没了,想要往哪里走,一下就能飞过去了。第二,那么狭小的空间,那么繁重的任务,不可能有时间给他们去搞运动。那些宇航员都是体格最棒的,在空间生活时间长了,回到地球后他们不会跑、不会走、不会站,要通过几个月甚至半年的功能训练才能够恢复运动功能。为什么会这样?就是因为缺乏运动。显然,缺少运动就会失去健康。

"一重":心理负担过重。现在的社会,人们心理负担太重。我看到这样一个现象,比如说老年人,他患高血压、冠心病,而且病情比较重,但一旦他发生了老年痴呆,什么都不会想了,这个时候高血压也好了,冠心病不用治疗也没有问题了。为什么呢?精神负担消失了。精神负担对人的疾病影响是比较大的,它是健康的敌人。

"三多":膳食结构不合理、营养不科学;"一少":缺少运动;"一重":心理负担重。这些都违背了自然法则,因此,才使得行为性疾病大大增加,就是所谓的现代文明病。显然,"三多、一少、一重"是人类健康的大敌。

2. 实现健康的方法:弹好保健三部曲

唱歌有高、中和低音。要想获得健康,也有三部曲,那就是平衡膳食科学营养、天天运动和心理平衡。

(1)要想做到平衡膳食科学营养,首先应改变现在不合理的膳食结构:做到食物多样,以粮食为主,多吃粗粮、杂粮,餐餐有蔬菜,日日有水果。将肉、禽、蛋等动物性食品减下来,吃清淡饮食,少吃油脂和食盐。

(2)每天都要有半小时至 1 小时的有氧运动,如快走、慢跑、骑自行车、游泳、爬山、做健身操或跳健身舞等。每星期最少要有 5 次。

(3)许多疾病都是因大喜大悲引起的。气能伤身,生气是健康的大忌。一个人在较长一段时间里情绪低落,心情不愉快,很可能引发高血压等疾病。有高血压或冠心病的人生了大气,情绪过于激动,就可能引发脑梗死(脑血栓)、脑溢血或心肌梗死。患糖尿病的人,本来血糖控制得很好,但一遇生气,血糖就会升高。因此,为了健康和预防疾病,或者为了慢性疾病的病情稳定和康复,心理平衡很重要。

平衡膳食科学营养、天天运动和心理平衡说起来容易,做起来难。难就难在这些行为养成习惯困难,持之以恒困难。但没有办法,为了终身健康,这三部曲非弹好不可。

虽然老百姓都说"民以食为天"，但很多人并不明白饮食到底该遵循怎样的原则。大多数人认为吃得饱、吃得好人就能健康。其实不然，宋教授讲饮食必须科学、讲究适度，既讲原则，又有方法。

"二多二常一天天，少吃油脂和食盐，劝君限酒与戒烟，七八分饱保平安。"为了让老百姓理解《中国居民膳食指南》，宋教授以他特有的方式将指南通俗化，在下面的章节向你娓娓道来，细细解释。

第2篇
编辑提示

第 2 篇

吃 出 健 康

吃的警告：营养不良与营养过剩

有人以为吃得饱、吃得好人就能健康。其实不然，科学讲究适度，对于吃不饱、营养缺乏的人而言，吃饱确实是健康的一个必备条件；但是，对于已经饮食无忧的人，吃得过多，营养过剩反而会损害健康。下面先举一个例子说明这一问题。

在夏威夷和澳大利亚附近的太平洋上坐落着一个美丽的小岛——瑙鲁。这个小岛的面积只有 21 平方千米，相当于一个中等飞机场大小。但这个小岛上却盛产鸟粪，而这些鸟粪含有高级磷肥。每年出口鸟粪就能为这个小国赚取大量外汇。这个小岛只有万余居民，其中 3 000 人为外籍劳工。由于这个岛国外汇收入丰厚，人们不再需要自己劳动，只要 3 000 名外籍劳工工作就可以了。这个岛国对居民免收电费、房租和学费。他们培养一个大学生需要花费 2.2 万美元，但却只有 13% 的学生能获得大学文凭。不仅如此，政府每年还向每个家庭发放 3.5 万美元的

21

津贴。正由于经济富裕和不需要工作,因此,这个岛国的居民饮食无度,大鱼、大肉、高糖食品以及啤酒成为他们的饮食特点。他们很少自己烧菜、煮饭,主要吃现成的加工食品。这样的生活按理应该使他们身体健康,但实际情况却恰恰相反。这里的居民90%以上身体肥胖,30岁以上男子体重大多超过150千克,高血压、冠心病、脑血管疾病和糖尿病发病率是全球最高的。全岛37%的人患糖尿病。他们的平均寿命还不到50岁,仅有1.2%的人能活过60岁,因此,那里的居民过60岁生日比我国居民过80岁大寿还隆重。

可见,不合理饮食不但损害健康,也会减寿。

中华民族几千年以来都是以植物性食物为主:粮食为主食,蔬菜也吃得多,而鸡、鸭、鱼、肉、蛋、奶却吃得较少,只作为副食。正因为如此,我国居民的基因特性才更加适应低能量结构的膳食,更加适应以植物性食物为主的膳食结构。这就是科学家们讲的"节约型基因"。西方国家居民不同,他们历来以肉食为主,因此他们的基因类型为"调节型基因"。正因为基因类型的差别,吃同样的以动物性食品为主的高能量膳食,中国居民表现出来的问题就更大。例如,同样的能量供给与消耗,中国居民比西方国家居民更易发生肥胖;同样的肥胖程度,西方国家居民表现为全身性肥胖,中国居民则表现以腹部为主的"大腹便便"型肥胖,更易引发高血压、冠心病、糖尿病和肿瘤。

当前,我国大多城市和经济较发达农村地区居民已步入小康生活,随之而来的便是膳食结构的改变:粮食消费大幅度下降,动物性食品猛增,即不再以粮食为主食,不再以植物性食物为主。因此,在我国被称为富贵病的现代文明病成为了影响健康的首要因素和第一杀手。现代文明病不但在我国发病数字高,死亡数字高,同时发展速度惊人,达到不可扼制的程度。例如,我国现有体重超重者2.4亿,肥胖者7 000万,并且以每10年左右翻一番的惊人速度猛增;我国现有高血压患者1.6亿,并且以每年300万的速度增长;我国每年新发心脑血管病500万,其中每年新发脑血管疾病200万,死亡150万;我国现有糖尿病患者近7 000万,每年新发60万例,2000年发病率为1980年的5倍,即以不到10年翻一番的速度增长;我国每年新发恶性肿瘤160万例。

看了这样的数字,难道还不令人震惊!其实,这些疾病的危害不仅在于发病率之高,同时更在于它的高速增长。为什么会如此?其根本原因在于膳食不平衡,营养不科学,要害是动物性食物、脂肪摄入过多,能量过剩,以及膳食纤维素的缺乏。当然,缺乏运动以及心理不平衡也是发生原因之一。

我国居民营养问题不仅表现在营养过剩方面,同时吃饱、吃好的人,由于膳食不平衡,营养不科学,引发营养过剩与营养缺乏并存,即吃饱了的人,照样会发生营养不良。据我国历次营养调查结果,我国居民膳食营养素供给严重不足:90%的人严重缺钙;膳食铁供给普遍不足,缺铁性贫血发病率较高;维生素A缺乏明显,主要反映在人体免疫功能不良;另外,还有维生素B的普遍缺乏;至于膳食纤维素的严重缺乏,以后篇章会专题论述。

我国多数家庭已进入小康,同时,多数家庭又只有一个孩子,因此,儿童用于食品的消费要高于成年人,但就是在受到优厚待遇的城市独生子女中照样存在营养不良,这是人们很难想到的。

1. 95%以上儿童膳食钙供给严重不足

据2002年《中国居民营养与健康状况调查》显示,我

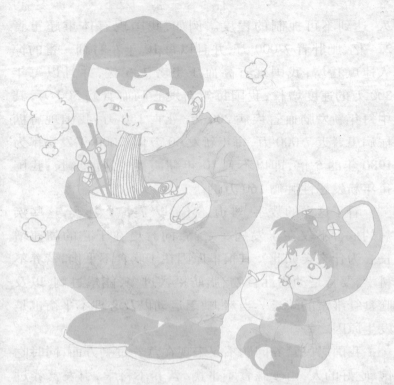

国儿童和青少年人均膳食钙供给量严重不足,仅相当于正常钙需求量的一半左右。就全国而言,95%以上的儿童、青少年膳食钙供给严重不足。因此,我国儿童钙缺乏性疾病发病率也很高。据调查,我国北方婴幼儿佝偻病发病率高达49.39%,中部地区33.11%,南部24.64%,全国平均33%左右。当然儿童佝偻病的发病除与缺钙有关外,还与维生素 D 缺乏有关。

2. 营养不良性贫血成为儿童多发病

铁是人体必需的一种微量元素,膳食铁供给不足将会发生贫血,严重影响人体健康。我国儿童和青少年膳食铁供给严重不足,因此,贫血发生率相当高。城市儿童与农村儿童相比,贫血患病率虽然低一些,但发病率仍然相当高。1998 年中国妇幼保健中心对 29 个城市 7 岁、9 岁和 12 岁 3 个年龄组 3.6 万多名儿童调查发现,7 岁男童 42.1%、女童 44.8% 贫血;12 岁男童 27.0%、女童 32.9% 贫血。

为数众多的营养"丰富"儿童也患营养不良性贫血,这是不争的事实。

3. 半数以上城市儿童缺乏维生素 A

维生素 A 对维持视觉功能、皮肤及黏膜健康和人体免疫功能至关重要,严重缺乏可致失明。据联合国儿童基金会报告,全球 1.24 亿儿童缺乏维生素 A,每年有 50 万名学龄前儿童为此失明。

我国居民每日从膳食中获得的维生素 A,平均只有参考摄入量的 61.7%,全民中 55% 缺乏维生素 A,其中青海省高达 65%。城市儿童维生素 A 膳食供给情况也不乐观,据首都儿科研究所对北京市城区部分学龄前和学龄儿童膳食与健康关系的研究发现,58.1% 的学龄前儿童和 86% 的学龄儿童膳食维生素 A 摄入严重不足,只相当参考摄入量的 51.6%。

我国儿童维生素 A 缺乏很少表现为严重眼部症状,但却因此使各种感染性疾病增多,病死率增加。由于维生素 A 缺乏使反复上呼吸道感染、哮喘、肺炎、腹泻和皮肤感染发病增加。据报道,单靠补充维生素 A 就可以使全球 5 岁以下儿童死亡率降低 16%～31%,足见维生素 A 缺乏对于儿童健康乃至生命的影响。

4. 统计数字后面的营养不良

据报道,我国农村儿童身高和体重不足仍很明显,生长发育迟缓率仍然较高,达到 30%,西部农村儿童生长发育迟缓状况没有得到改善。

中国是一个泱泱 13 亿人口的大国,各地经济发展水平不平衡,农村儿童营养状况相对较差可以想见,但是,吃饱了的城市儿童存在营养不良,就让人们费解了。

根据 2000 年监测,我国城市男童低体重的达到 2.88%,而女童则高达 5.8%;城市男童轻度营养不良 20.96%,女童高达 28.06%。2 年多以前,上海市对 13 万多名大中小学生的体格调查出现令人吃惊的结果:24% 的学生营养不良,虽然其中 70% 属于轻度,但这一结果确实是令人始料不及的。统计资料表明,上海市 3 口之家每年单只用在食品上的支出就在 1.2 万元左右,其中每年花在孩子营养、饮食方面的支出在 6 000 元左右。但就是这样发达城市中富裕家庭的孩子却有近 1/4 营养不良。

人们经济生活水平提高之后,营养科学知识水平没有相应提高,因此只想吃得好,吃"档次高"的食品,但并不知道怎样吃才科学,才对健康有益。饮食也应当和其他事情一样,不能随心所欲,要用科学指导、制约。只有平衡膳食、科学营养才是我国居民明智的选择。

吃的原则:中国居民膳食指南

要想达到科学营养目的,必须有平衡膳食做保证。西方国家居民过上小康和富裕生活比我们早,我们今天遇到的营养问题,他们也早就遇到,他们饮食方面的不合理发生比我们早。我们必须汲取他们的教训与经验,使饮食促进与保证健康。要做到这一点,必须按平衡膳食、科学营养的原则去吃。

要想达到科学营养,必须有平衡膳食做保证。怎么才能够做到平衡膳食？西方国家,他们饮食方面的不合理发生得比较早,现代文明病发生的也比我们国家多,因此,他们从 20 世纪 70 年代开始,许多国家都制定了自己的居民膳食指南。我们国家也学习他们的经验,制定了居民膳食指南。下面就是 1997 年 4 月中国营养学会修订的,卫生部批准向全国发布的《中国居民膳食指南》。这个膳食指南的内容有 8 条。这 8 条不要说广大群众记不住,我是专业人员也背不下来。为了使我们能把这 8 条记住,并很好地实行,我把它通俗化了一下。可以通俗地概括为 4 句话:"二多二常一天天,少吃油脂和食盐,劝君限酒与戒烟,七八分饱保平安。"

中国居民膳食指南
(中国营养学会,1997 年 4 月)

(1)食物多样,谷物为主;

(2)多吃蔬菜、水果和薯类;

(3)常吃奶类、豆类或其制品;

(4)经常吃适量鱼、禽、瘦肉,少吃肥肉和荤油;

(5)能量与体力活动要平衡,保持适宜体重;

(6)吃清淡少盐的饮食;

(7)如饮酒应适量;

(8)吃清洁卫生、不变质食物。

"二多":一多是食物多样,谷物为主;第二多是多吃蔬菜、水果和薯类。增加膳食纤维素、维生素、各种矿物质和微量元素的膳食供给。什么是食物多样?现在城市居民的食物太单一,尤其是年轻人和孩子。一天最好能够吃到 25 至 30 种食物,这样才能保证健康。多种食物,营养才全面,才不容易造成营养偏颇和营养缺乏。另外,各种食物当中的营养素可以互相配伍,起到协同作用。

"二常":经常吃鱼、禽、瘦肉;经常吃豆类食品和豆制品。吃鱼、禽、瘦肉是为了提供优质的动物性蛋白质,也包括维生素 A。中国人过去动物性食品以猪肉为主,这不好,应该多吃鱼。鱼的蛋白质组成跟人体的蛋白质组成非常接近,因此好消化、好吸收、营养成分高。同时,鱼里面的脂肪所含有的 EPA 有预防心脑血管病的作用;DHA(脑黄金)能够增加人的智力,所以多吃鱼是非常好的。动物性食品把鱼和海产品摆在第一位,第二位是禽。西方国家吃火鸡,我国居民也应该多吃禽肉,少吃畜肉。但是当前市场上出售的肉鸡实在让人不放心。饲养者为了让它长得快,为了肉更嫩,常常往饲料中加入含有激素的添加剂。激素对人体健康是有不良影响的。因此,我们最好少吃肉鸡肉,尤其是儿童、少年。最好吃土法放养的那种鸡肉,北京人叫柴鸡,别的地方叫土鸡或笨鸡,老百姓养的那种鸡,再加上其他的一些禽肉。现在鸵鸟肉也有了。鸵鸟肉营养价值较高,蛋白质含量高,脂肪含量低。另外可以吃山鸡、鹧鸪等。最后才是畜肉。畜肉当中最好以牛肉为主,多吃牛肉,少吃猪肉。这样才能保证动物蛋白的供给。还有一"常"是经常吃豆类食品和豆制品。现在美国兴起了吃豆制品热。豆制品第一是蛋白质含量高,第二是钙的含量高,第三,其中还含有若干种保健成分,比如异黄酮,它与女性体内的黄体酮有类似作用。它是一种植物激素,但是对于人有保健作用,尤其是可以减轻妇女更年期综合征和骨质疏松症状,还能预防心血管疾病。另外,它里面的一些低聚糖和皂甙等等,都是很好的保健成分。但是,我们国家有一个最大的问题,就是豆制品的种类太少,口味不好,总有一股豆腥味。西方国家豆制品的种类较多,同时很好吃,好吃大家就爱吃了。所以我们很难提倡天天吃,只能提倡经常吃豆类食品和豆制品。

"一天天":每天至少喝一袋牛奶。从 1997 年开始,我倡导中国居民天天应该喝牛奶。一开始，许多业内人士不同意我的看法。1997 年 4 月发布的《中国居民膳食指南》中，第 3 条是常吃奶类、豆类及其制品。经常喝牛奶不行，必须天天喝。为什么？我国居民 90% 以上都缺钙，膳食钙供给严重不足。缺多少？1992 和 2002 年的调查，我国居民每天平均摄入的钙为 390 毫克，应该摄入 800 毫克。800 与 390 相比相差 1 倍多。正因为我国居民 90% 以上膳食钙供给严重不足，因此我国 3 岁以下儿童佝偻病发病率很高，高达 33% 以上；全国中老年人有 8 400 万患骨质疏松，60 岁以上的女性 73% 患有骨质疏松，原因主要是缺钙。因此，满足我国居民膳食钙供给是至关重要的，是关系到中华民族兴旺发达的大问题。但是，你要想不喝奶，满足膳食钙的供给，是不可能的。我看到这样的问题，因此就提出来，中国居民一定要天天喝奶，每天都要喝。

过去宣传牛奶，主要强调的是牛奶的营养成分全面，它是绿色食品，它也是天然的、最佳的食品。然而，虽然婴儿早期只能吃奶，但到能吃混合性食物的年龄以后，便需要吃多种食物。牛奶的营养再好，多种食物也可以代替它，单考虑牛奶这一方面的优点，没喝奶习惯，就可以不喝。但若从补钙的角度来看，牛奶则是无可替代的。因此，我主张宣传牛奶应主要强调其补钙作用。要想达到膳食钙的保证供给，就得天天喝奶，它无可替代。因此每天起码要喝 1 袋以上的牛奶。1 袋牛奶，即 250 毫升。每 100 毫升牛奶含有 104 毫克的钙，1 袋牛奶大约供给了 260 毫克的钙，再加上其他食物提供的 400 毫克左右的钙，这样就有 600~700 毫克了。平时再注意多吃一点豆类食品和豆制品，还有虾米皮和芝麻酱等等，这些均是含钙多的食品，那么钙营养就没有问题了。如果一天你能够喝一袋半到两袋牛奶，钙的膳食供给就完全没有问题了，这比吃任何补钙的药品和保健品都好。只有在你千方百计满足不了膳食钙的供给,或者是已经发生了骨质疏松等钙缺乏性疾病以后,含钙药品和保健食品才有吃的必要。这就是"一天天",即每天都喝1袋以上的牛奶。

第二句话叫做"少吃油脂和食盐"。地球上有4 000多种食物,中国有3 000多种。这三四千种食物到我们身体里面,最终要形成7大类营养素,即蛋白质、脂肪、碳水化合物(也叫糖)、各种维生素、无机盐(也叫矿物质)和微量元素、膳食纤维素。前面3种营养素同时还为人体提供能量。在能量的配比方面,成年人脂肪供给的能量应占20% ~30% ,最好是20% ~25% 。当前我国城市居民脂肪供给的能量已经达到了35% ,2004 年10 月12 日国务院新闻办公室发布的数字表明,北京居民平均每天植物油摄入量已达83 克,比推荐量多了2 倍多。要想切实减少,必须少吃一些脂肪,尤其是少吃一些动物性脂肪。动物性脂肪里面的饱和脂肪酸含量高,容易引起高血脂、高胆固醇血症。植物油中不饱和脂肪酸和必需脂肪酸比较多,就不容易出现这样的问题。而且,其中的必需脂肪酸还可以把动脉管壁上已经形成的脂肪斑块溶解清理掉,所以饮食脂肪摄入要以植物油为主。当然,也不是说动物油一口不吃,而是提倡少吃。

减少食盐的摄入量更是当务之急。北京市居民高血压和脑血管疾病的发病率,尤其是脑血管疾病的死亡率是广州市居民的2 ~3 倍。北京市居民吃盐量也是广州市民的2 倍多。人一天摄入食盐3 克就够了。世界卫生组织规定可以吃到6 克。北京人平均一天摄入15 克。再加上平均29.8 克的酱油摄入,其中又含了6 克的食盐。北京居民每天平均吃21 克食盐,比6 克多了2.5 倍。我国北方各地区居民吃盐情况和北京居民差不多,因此,我们说,要吃盐少点、少点、再少点才行。尤其是已经患了高血压、糖尿病、冠心病的人,更应该少吃食盐。如果在现有的基础上能减少一半的食盐摄入量,高血压发病率至少降低1/3;如果在一半的基础上再减少1/3,食盐的摄入量就很正常了,高血压发病率至少能减少一半。所以,吃盐一定要少点、少点、再少点。

第三句话是"劝君限酒与戒烟"。吸烟一点好处都没有,有百害而无一利,抽一支都有害。现在很多年轻人把吸烟当成一种"派"(风度),觉得吸烟才有"派",我就觉得吸烟丢人。这是观念问题,应当创造良好的社会风气。

与吸烟不完全一样,饮酒我们讲限制,即酗酒有害,而少量饮酒可能对健康有益。世界上酗酒问题最严重的国家是俄罗斯。那里酗酒成风,所以他们国家把戒酒当成政治运动来搞。酗酒成瘾,喝得多,对身体就会有严重的危害。首先是危害肝脏,因为酒精要在肝脏里分解解毒,肝脏里酶来不及解毒了,最后,会使酗酒者发生酒精性肝炎、酒精性肝硬变。再就是影响神经系统,使人行为不受控制,肢体哆哆嗦嗦,这就是酒精中毒人的表现。

历史上在这方面有很多教训,例如,大戏剧家莎士比亚以及德国的大诗人席勒,都因为嗜酒,英年早逝。我们国家的《石头记》(《红楼梦》)的作者,大作家曹雪芹,嗜酒如命,没有酒就不行,每顿都要喝,一天喝3顿酒,结果40岁就死了。他的夫人说"不怨糟糠怨杜康",意思是说你死了,你可别怨我这当媳妇的没有照顾好你,而是因为你喝酒太多了。这都是前人的教训啊!可见,酗酒有害。

但是,少喝点酒行不行呢?行。根据世界很多医学家的研究,认为少量喝酒有益。很多国家都做过这样的研究,将冠心病的病人分为两组,一组是少量喝酒的,另一组人滴酒不沾,连续追踪一二十年。观察死亡率,比较结果。

结果是少量喝酒这组的冠心病病人,比滴酒不沾的那组冠心病病人,病死率降低了 30% ~ 40% ,说明少量喝酒是有好处的。尤其是喝红葡萄酒。红葡萄酒里有黄酮和多酚这些物质,能降低胆固醇。胆固醇分两类,一类叫高密度脂蛋白胆固醇,一类叫低密度脂蛋白胆固醇。前者是好的胆固醇,是对人有益的;后者则对人有害。低密度脂蛋白胆固醇容易导致动脉硬化;高密度脂蛋白胆固醇不但不会导致动脉硬化,而且它还能把动脉管壁上的脂肪斑块溶解掉。现在还没有药物能够提高高密度脂蛋白胆固醇的血中浓度,但红葡萄酒可以。此外也可以通过运动,提高高密度脂蛋白胆固醇的浓度。另外,红葡萄酒还可以清除自由基,抗氧化。

这里讲的是红葡萄酒,白葡萄酒不行,葡萄汁也不行。后来研究发现有效的保健成分存在于葡萄皮里。酿葡萄酒的时候不去皮,而生产葡萄汁的时候是去皮的,所以葡萄汁没有红葡萄酒的保健作用。"吃葡萄不吐葡萄皮",这是绕口令,从科学角度吃葡萄最好也不吐葡萄皮。但是也不好说,因为不吐葡萄皮,万一那上面有农药残留怎么办呢? 这事就两难,应该不吐,因为葡萄皮里有很好的保健成分,但现在又怕农药污染。几年以前,中央电视台做一个节目,让我谈关于吃水果要不要削皮的问题。我就谈了这样的意见:秋天的水果你干脆就都削了皮;到春天了,储存时间比较长了,农药的活性也丧失了,如果水果没有腐烂,质量比较好,你就可以不削皮。果皮的营养成分是非常好的。

喝多少酒算适量呢? 安全量是 60 度的白酒每天不超过 2 两(每两等于 50 克) ;啤酒每天不超过 2 瓶,最好一顿不要超过 1 瓶;葡萄酒每天不超过二三杯。这里说的是葡萄酒专用的杯子,容量 120 毫升的那种杯子,不是我们喝水用的那种 200 毫升的杯子。这是国外专家研究的资料。我想把它打 5 折,白酒每天 1 两或啤酒 1 瓶或葡萄酒 2 杯,是安全的。因此,对于喝酒的问题,我们要这样认识,不能酗酒,但可以少量喝酒,包括冠心病患者在内。

最后一句话是"七八分饱保平安"。现代人类食量太大,影响健康,也影响寿命。这是有科学的依据的。瑞典曾经观察 500 名胖孩子,即吃起来没完没了的那种贪吃的儿童。观察 30 年,将他们跟不胖的孩子比较,其平均寿命缩短 5 年。美国加利福尼亚大学的一位叫沃尔福的教授,在 1991～1993 两年时间里,他和 7 位同事一起到美国的一个大沙漠里面,即"第二生命圈"。那里面缺乏食物、缺乏水,他们自己生产食物。这样显然食物不可能够,因此他们老吃不饱,结果他们的体重下降了,同时血压也比正常人低,血糖也比正常人低,胆固醇也比正常人低。但是,他们个个思维敏捷、精力旺盛、体力充沛。可见,饿一点儿比吃饱了身体还要健康。他们回归社会以后,仍然保持少吃的习惯。现在世界上流行一种"断食疗法",即在一段时间里干脆不吃东西。至少为了健康,为了长寿,要减少食量,这是必要的。最后就是动物实验的科学根据:美国和日本的科学家,拿小白鼠做动物实验。一组随时放饲料,少了就添,让它们随便吃;另一组只让吃八分饱。然后观察这两组小白鼠。结果发现吃八分饱的小白鼠比随便吃的那组小白鼠寿命延长 1 倍,另外,其免疫力提高,癌症发病率降低。所以,"七八分饱保平安"是有科学根据的。我们一定要减少食量,吃得差不多,还没有完全饱就行了,不要吃饱了还吃。

吃的科学：膳食平衡方略

上面讲的是科学营养、平衡膳食的原则。只有原则不行，还应当规范饮食行为，我们叫科学饮食方略。我编了一些顺口溜。

"身体有弱有强平衡膳食是良方：早餐好、午餐饱、晚餐少，身体壮，细嚼慢咽食品卫生不能忘，西快餐宜少吃，讲究科学防肥胖，酸甜苦辣刺激性食物不可常，膳食纤维不可少，多吃蔬菜水果和粗粮。遵守自然法则科学营养保健康。"

早餐好、午餐饱、晚餐少：按照能量的分配，早餐应占30%，午餐占40%，晚餐占30%。最好是早餐占30%，午餐占45%，晚餐占25%。吃完晚饭没有什么体力活动了，没有工作了，因此要少吃。但是，我国城市居民的膳食结构恰恰相反。早餐不吃或者少吃，没有早餐只有早点，有的人连早点都没了，这是不行的！一上午的工作要消耗相当多的能量，如果不吃早餐，或吃得很少，就要在上午出现能量负平衡，对身体产生危害。午餐常常是在单位随便吃点就完。晚上好容易一家人团聚了，做点好吃的吧，吃起来没完没了，鸡、鸭、鱼、肉，吃得多，能量也高。但是晚上体力活动少，很快就睡觉了，这是引发肥胖、高血压、冠心病等现代文明病的重要原因。因此，我们无论如何也应改变这种不合理的饮食习惯。

下边是"细嚼慢咽食品卫生不能忘"。吃得快就容易吃得多，容易产生肥胖。你慢慢吃，饱足感就会提前到来，能够预防肥胖，同时也能够使食物里面的营养更好地消化吸收。食品卫生问题不容忽视。2002年9月14日，南京发生特大食物中毒案,据官方报道,毒倒 300 多人,死亡 42 人。这一事件惊动了中央,显然不是一般的问题了。最终调查结果是,犯罪份子将老鼠药"毒鼠强"投入食物中所致。据卫生部和农业部估计,我国每年由鼠药造成 5 万~7 万人中毒,上万人死亡。1998 年广东省新会一个饭店,就是因为吃空心菜引起 66 人农药中毒。1996 年,广州市 100 多人吃苋菜中毒。同期内地销往香港的蔬菜引发 303 起 491 人的农药中毒事件。据卫生部和农业部的估计,每年农药中毒的约有 10 万人次。

此外,诸如往冰冻水产品及水发产品中加甲醛;往面粉、米粉、腐竹中加吊白块;在猪饲料中添加"瘦肉精",引起食猪内脏和猪肉者"瘦肉精"中毒等食品卫生问题,在我国屡禁不止,使消费者防不胜防。同时,还有一些人缺乏经验,消费者缺乏常识,不知如何对待的食品卫生问题。例如,转基因食品问题。

食品卫生问题是事关全国每一个居民健康以及国民经济发展的大问题,不能等闲视之。对此党中央和国务院非常重视,不断加大整治力度。有关这一问题在以后篇章还会专题论述。

下面一句是"西快餐宜少吃,讲究科学防肥胖"。西式快餐是垃圾食品,里边的脂肪含量太高,动物性食品太多,美国人都认为它不好。前几年华盛顿邮报刊登了这样一幅漫画,旁边写的是:"麦当劳、肯德基,你害死的美国人和吸毒一样多。"中国许多人把它当成好东西,学生们过生日到麦当劳去过,这多么可悲啊。有一位 56 岁的美国工人,身高 1.71 米,体重 122.6 千克。他状告美国 4 大快餐公司,包括麦当劳、肯德基,说由于快餐公司造成他肥胖,要求赔偿他的损失。这种官司可能不了了之,但至少说明现在许多美国人已认识到西式快餐的危害。美国人都因为肥胖而去告快餐公司,我们许多中国人却把它当宝贝,尤其是年轻人和孩子。我们的中式快餐比它好得多,在美国,一些人兴起吃中式快餐,而我们却大吃西式快餐。西式快餐中油炸食品多、奶油多,还要同时喝含糖饮料,脂肪含量太高,能量也太多,所以一定要少吃。当然,防止肥胖除了合理膳食,还需要天天运动。

再下边一句就是"酸甜苦辣刺激性食物不可常"。近年来新疆羊肉串红遍全国,川菜红遍全国,一来就是"麻辣烫"。中国人吃辣椒太多了,相应的表浅性胃炎和痔疮发病率大大增高。因此,不能吃刺激性食物太多。

"膳食纤维不可少,多吃蔬菜水果和粗粮。"对于膳食纤维有关问题,后面篇章会专题讲述。从膳食角度怎样补充膳食纤维素? 多吃粗粮、多吃蔬菜、多吃水果。我们现在生活水平提高了,还应当以粮食为主,多吃粗粮,拿粗粮来改善生活,这样才能满足膳食纤维素的供给。最近几年我干了两件事情:开始用一种膳食纤维产品减肥,不用减肥药,结合指导饮食加运动。2002 年北京电视台做了一个专题节目,2003 年中央电视台的国际频道又拍了一个专题片,上下集各 10 分钟,播出以后反应非常好。后来又把膳食纤维素用到糖尿病病人身上,没有想到收到奇效。为什么? 就是因为缺乏膳食纤维素是引起现代文明病的重要原因,现在通过饮食怎么也不好解决,用高膳食纤维素产品给你补充够了,疾病恢复比想象的还要快。

最后一句话是"遵守自然法则科学营养保健康"。现在已经进入科学时代,但是我们的好多行为违背科学规律。从膳食的角度就是这样,因此,一定不能违背自然法则,否则就会损害健康。

吃的方法：将平衡进行到底

上面谈的是规范饮食行为，接下来应该谈怎么吃，那就是膳食搭配的方法了。首先说量，一天应该吃多少。美国有三角形的膳食金字塔。我国制定的叫膳食宝塔，规定出一个人每天应该吃的食物数量及搭配。

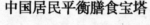

中国居民平衡膳食宝塔

油脂类：25克(0.5两)

奶类及奶制品：100克(2两)

畜禽肉类：50～100克(1～2两)
鱼虾类：50克(1两)
蛋类：25～50克(0.5～1两)

蔬菜类：400～500克(8两～1斤)
水果类：100～200克(2～4两)

谷类：300～500克(6两～1斤)

这个宝塔分5层。最下面的一层是每天谷物300～500克；倒数第二层是蔬菜400～500克，水果100～200克；中间那层是畜、禽、肉类50～100克，鱼虾类50克，蛋类25～50克；上数的第二层为奶类及制品100克，豆类及豆制品50克；最上面的一层是油脂25克。大家记不住没关系，我把它编成顺口溜，你要做到"三一二五"就行了。这个"三一二五"是：2个三、4个一、2个二五。"2个三"：每天300～500克粮食，300～500克蔬菜。"4个一"：每天100～200克鱼和肉，100～200克水果，1个蛋和至少1

袋奶。"2 个二五"：每天 25 克脂肪；每天 25 ～30 种食物。

　　以上讲的是膳食。营养首先要有原则，其次要有规范的饮食行为，最后是应该吃多少量，怎样搭配。只要做到这几点，平衡膳食达到了，科学营养的目的就能实现。

"全民缺钙"的说法，见诸书本、报刊、电视已有近10年的时间了。过去一讲"全民缺钙"，便要人们去购买补钙药品和保健品。

宋教授在已发表的数十篇文章和所做过的几十场报告中，提出"科学补钙"理念，即"食补为主"、"食补当先"，告诉人们应如何通过饮食获得足够的钙营养，在什么情况下才需要使用补钙药品和保健品，以及应如何选择钙制剂。同时，宋教授还提出，运动与营养同等重要，为终身骨骼健康，在确保钙营养的同时，还需要经常进行有氧运动。

第3篇
编辑提示

科学补钙

"全民缺钙"的说法,见诸于报刊、杂志已十余载。持这种见解的人说我国人人缺钙,人人都需要补钙,人人都要吃补钙保健品。中国是一个13亿人口的泱泱大国,不要说人人补钙,就是其中1%的人天天补钙,那要多少钙制剂!在补钙热潮中,补钙药品、保健品便如雨后春笋般地面市。打开电视机,著明文艺明星大腕做得最多的广告是补钙保健品。这个说她的孙子吃 A 钙;那个说 B 钙是最好的钙;另一个则说 C 钙治好了他的骨质疏松;还有的说 D 钙是多少位博士、多少知名专家,用了若干年研制出来的好钙……明星和大腕帮助商家从百姓兜中掏钱。据报道,1997 年全国钙制品销售就已达到 100 亿元,但是,我国居民缺钙状况并没有改善,甚至还逐年趋升。

中国人到底缺不缺钙?是否需要人人补钙?到底哪种补钙制品好?看来真得给老百姓一个科学说法了。

钙与健康:钙的健康功用

钙是人体必需的一种营养物质,成人体内共含钙元素约1.3千克。在构成人体的各种矿物质中,钙含量居于首位。从骨骼、肌肉到血液,从器官、组织到细胞,在人体内钙无处不在。钙有效地维持着细胞、组织和器官的正常生理功能,维持着生命活动。钙是生命之本。

人体内钙总量的99%集中于骨骼与牙齿之中,可见钙与骨骼健康有着密切关系。骨骼是人体的支架,身材高矮主要由骨骼长短决定;骨骼还与肌肉一起构成运动器官,没有骨骼的作用,运动便无法实现,人体便谈不到站立、行走、运动、工作和劳动。无机盐占骨重的65%～70%,其中95%是钙与磷构成的骨盐。

婴儿出生时骨骼内大约含钙20～30克,以后随着骨骼的生长,身高也会不断增高,自然天天都要有钙进入骨骼,建造新的骨组织。这一工作主要靠骨骼中的成骨细胞完成。成人身高稳定了,骨骼也不再增长,但骨骼钙的代谢还要照常进行。此时由破骨细胞将衰老的骨组织破坏溶解掉,这一过程称为溶骨;然后再由成骨细胞建造新的骨组织。这种新老交替的活动使骨组织始终保持着活力。这种钙的更新,成人每天约700毫克。一个人如果钙营养状况良好,首要的表现便是骨骼健壮;反之,如果长期缺钙,骨骼便不会健康,甚至还可能发生佝偻病、骨质软化症和骨质疏松症等钙缺乏性疾病。

除骨骼与牙齿中的钙,血液和全身软组织中的钙很少,只占人体总钙量的1%。不要小看这1%,这部分钙数量虽然相对较少,但对维持生命也有着不可或缺的作用。例如,血钙对维持神经、肌肉的兴奋性有着重要作用。如果血钙降低,神经、肌肉兴奋性增高,出现肌肉抽搐,就会发生手足搐搦症。婴儿表现为全身抽搐,成人则出现手足"抽筋"。

钙制剂口服通过胃而进入小肠,在小肠首先要离解,离解出钙离子后,才能被吸收。广告中讲的"离子吸收"

的钙,还是"分子吸收"的钙,都不会有任何区别。因为任何钙制剂(钙的化合物),都要在小肠内离解出钙离子,方能被吸收。

钙在小肠中的吸收受许多因素影响,例如同时吃草酸盐含量太高的食物,会影响钙的吸收,因为可以形成不溶解的草酸钙,使这部分钙不能被肠道吸收,而只能随粪便排出。北方人喜欢吃菠菜豆腐,这种吃法就很不科学。因为豆腐中钙含量丰富,但在菠菜中却存在大量草酸,结果,菠菜中的草酸妨碍了豆腐中钙的吸收。茭白与冬笋含草酸也比较多。

钙的吸收还与维生素 D 关系密切。经过体内代谢被活化了的维生素 D 在小肠黏膜上皮细胞内能够诱发合成钙结合蛋白,这种蛋白质能够使肠腔内钙离子进入小肠黏膜,完成钙的主动吸收。

钙的需求:健康需求量

首先应明了人体生理需要量和膳食供给量(参考摄入量)概念。所谓营养素的生理需要量,是指为完成某种营养素所司的全部生理功能,人体每日所需要这种营养素的数量。我们知道,大多营养素需要由膳食供给,而食物中的营养素不能百分之百地被吸收,因此,膳食供给量一定要大于生理需要量。例如,人体对某营养素的生理需要量是每日 1 克,而食物中这种营养素的吸收率为 50% ,那么,该种营养素的每日膳食供给量至少应当是 2 克。

成人每天钙的生理需要量是 300 ~ 500 毫克,而膳食中钙,以及各种补钙药品和保健品中的钙,吸收率为 30% ~ 40% 左右,那么,每日钙的膳食供给量则应 750 ~

1 250 毫克。正因为如此,美国制定的成人每日膳食钙供给量为 1 000 毫克;我国规定为 800 毫克。

不同年龄和不同生理状况的人群,对钙的生理需要量并不相同,因此膳食供给量也不相同。例如,青少年处于快速长高期,他们对钙的生理需要量超过成人;孕妇除满足自身钙需要外,还要供给胎儿,她们对钙的需要量理所当然地高于普通成年女子;哺乳母亲也是一样,她们同时要满足婴儿钙的生理需要,她们一人需要母婴二人钙的生理需要量。对于这些特殊人群,钙的膳食供给量显然应当增加。不同人群每日膳食钙供给量,即参考摄入量见表3.1。

表 3.1　每日膳食钙参考摄入量

元素钙单位:毫克

类　　别	参考摄入量	类　　别	参考摄入量
成年男女	800	6 月以下婴儿	300
50 岁以上	1 000	6 月~1 岁儿童	400
孕妇(1~3 月)	1 000	1~3 岁儿童	600
孕妇(4~9 月)	1 200	4~10 岁儿童	800
授乳母亲	1 000	11~17 岁少年	1 000

以上谈到的钙均特指元素钙,而并非钙盐(钙的化合物)。各种补钙药品或保健品,其中钙的成分均为钙盐,而非钙元素。例如,钙尔奇－D 的主要成分是碳酸钙;巨能钙的主要成分是 L－苏糖酸钙;盖中盖的主要成分是乳酸钙。由于不同的钙制剂主要成分并不一样,因此其中元素钙含量也不相同。以碳酸钙($CaCO_3$)为例,其分子量为100,其中元素钙占40,显然碳酸钙的元素钙含量为 40%。各种钙盐元素钙含量见表 3.2。

表3.2　钙盐与牛乳元素钙含量及吸收率

名称	元素钙含量(%)	人体吸收率(%)
碳酸钙	40	39
醋酸钙	23	30
乳酸钙	13	32
L–苏糖酸钙	13	–
葡萄糖酸钙	9	27
牛　乳	104 毫克/100 克	31

由上表不难看出,各种钙盐元素钙含量相差很多,最高的碳酸钙(40%)与最低的葡萄糖酸钙(9%)相差好几倍。在购买补钙药品或补钙保健品时,一定要看明标签中的钙含量,有的写明为元素钙,有的则未写明,那就是指的钙盐含量,二者相差甚多。例如钙尔奇–D每片含钙600毫克、劲得钙每片300毫克、巨能钙每片80毫克,均注明为元素钙含量;有的商品既注明钙盐含量,又注明元素钙含量,如协达利就注明每片含碳酸钙500毫克,元素钙200毫克。

各种钙盐人体吸收率不完全相同,如碳酸钙为39%、乳酸钙为32%。牛乳中钙吸收率也不低,为31%,同时它不像其他钙制剂,需要采取吃药的办法,而是包含于食物之中,更符合人的生理特点。各种钙盐吸收率见表3.2。从该表不难看出,各种钙盐人体吸收率多在30%～40%之间,相差并不很多。

钙缺乏疾病:佝偻病与骨质疏松

由于钙供给不足,我国儿童佝偻病患病率比较高。全国0～3岁儿童佝偻病患病率为33.3%。急性期患儿表现为爱出汗、脾气乖张,消化功能欠佳,易患腹泻。方颅、肋骨串珠、出牙晚,抵抗力低下,易患感冒、气管炎或肺炎。重症佝偻病还可能形成鸡胸、驼背、脊柱侧弯、骨盆狭窄以及"O"形腿和"X"形腿等后遗症。佝偻病除由缺钙引起外,与儿童缺乏维生素D也有密切关系。我国北方地区由于日光照射不足,因此儿童佝偻病患病率比南方高得多。据调查,南方0～3岁儿童佝偻病患病率为24.64%,而北方却高达49.39%。过去我们称儿童佝偻病为维生素D缺乏性佝偻病,认为此病系由于维生素D缺乏引起,而忽略了主要病因——钙缺乏。因此,在治疗和预防工作中片面强调维生素D的作用,而忽略钙的正确使用和供给。不少医生还盲目加大维生素D剂量,致使维生素D中毒病例屡有发生,这是应当引起医生和儿童家长注意的。孕妇不注意补钙和晒太阳,还可以使生下来的婴儿患先天性佝偻病。孕妇和哺乳母亲如果缺钙,不仅危害胎儿或婴儿健康,还会损害自身健康。河北省一位妇女,在怀孕和喂奶期间,既不注意膳食营养,又未服钙片及鱼肝油,结果经常全身无力,四肢麻木,手足抽筋。最后导致胸部凹凸不平,变形。医生诊断为"骨质软化症"。

由于缺钙使血钙降低,还会诱发手足搐搦症。婴幼儿表现为全身抽搐,成人表现为手足抽搐(俗称鸡爪风)。

我国有老年骨质疏松症患者8 400万。据9省市调查资料显示:中老年人(45～59岁)骨质疏松发生率:男性16.9%,女性51.5%;老年人(60岁以上):男性35.8%,女性73%,70岁以上妇女80%～90%。足见我国老年人骨质疏松发生率之高,也能明显看到骨质疏松对老年人健康的不良影响。骨质疏松症患者除腰酸腿痛、手足麻木、手脚抽筋、驼背、膝关节拘挛以及影响运动和走长路外,最主要的危害就是容易发生骨折。由于缺钙,发生骨折后较难愈合,同时长期卧床又会带来许多并发症。据北京的一份报告,在骨质疏松并且发生骨折的患者中,一年之内死亡的约占 20%,而存活下来的患者中又有约 50% 发生了残疾。也就是说,骨质疏松患者发生了骨折,痊愈而不遗留残疾的只有 30% 左右机会。

老年性骨质疏松发生原因,一是生理性因素:40～45岁以后,骨钙就要不断减少,每年大约损失 3%,到 80 岁时,骨钙会减少一半。二是钙供给不足:我国居民膳食钙普遍供给不足,并且比参考摄入量相差较多;三是缺少运动:经常劳动和运动的人,发生骨质疏松机会就较少。老年性骨质疏松男女发生率不同,女性比男性高得多。这主要是激素的原因:女性绝经之后,雌激素减少。雌激素减少使活性维生素 D 生成减少,降低肠道钙的吸收和血钙向骨骼中沉积的成骨过程;使甲状旁腺激素增加,溶骨过程加快。因此,妇女在绝经期后骨质疏松发生率高,发生速度快。

骨质增生与骨质疏松一样,也是一种常见疾病。据一份研究报告估测,我国 50 岁以上中老年人,骨质增生发生率高达 98%。这一估测可能比实际情况高了一些,但也说明这是一种发病率极高的疾病。骨质增生不仅给患者带来长期的难于克服的痛苦,同时还会影响人体运动功能。例如,由于颈椎骨质增生引发的颈椎病,是中老年人一种十分常见的疾病。患者颈部强直、疼痛、低头看书写字和转头都感到困难,给生活和工作带来不利影响。有人以为骨质增生是由于钙过多引起的。其实不然,恰恰相反,骨质增生也是一种钙缺乏性疾病。钙缺乏使血钙降低,刺激大脑发出指令,使甲状旁腺激素分泌增加,进而使溶骨加快,溶骨后释放的钙入血,以提高血钙。血钙提高到一定水平后,大脑又发出指令,使降钙素分泌增加,其意图是控制血钙不要再增高。但降钙素又会使血钙向骨骼沉积,加速成骨过程。这种成骨的部位,大多在骨骼的边缘,久而久之,使骨骼自边缘向外增生,甚至形成骨刺。骨质增生多见于颈椎、胸椎、腰椎、膝关节、踝关节以及足跟等承重骨骼。

我国有高血压患者 1.6 亿人。北京市高血压患病率高达 25%,有高血压患者 200 多万人,居全国之首。全国每年至少有 300 万人死于心、脑血管病,居各死亡原因之首,而大多数心、脑血管病人都合并有高血压。高血压病是多种原因引起的疾病,但其发病与缺钙也有密切关系。人体内的钙主要存在于细胞外,而细胞内却很少。细胞内外液钙离子浓度之比为 1:10 000,而且要求必须恒定。如果细胞内钙浓度稍有提高,便会引起人体生理功能的改变。如前所述,钙缺乏会使甲状旁腺激素增加,这种激素还有一个作用,那就是增加细胞膜的通透性,使钙离子更多地由细胞外向细胞内渗透,使细胞内钙离子浓度增加。这样会激活肌肉收缩系统,使血管平滑肌收缩,小血管管腔变窄,血液流动压力增大,血压升高。美国健康中心通过长达 13 年的追踪调查发现,缺钙确实可以使高血压发病率增加。他们观察的结果是:每天摄取 1 300 毫克钙的人群,高血压患病率为 3% ~ 4%;而每天仅摄取 300 毫克的低钙人群,高血压患病率却高达 11% ~ 14%。北京医科大学进行了一项研究,他们将孕妇分为两组:一组每人每天至少喝 250 毫升牛奶,另一组不饮牛奶,每例至少观察 2 个月。结果发现,不饮牛奶组妊娠高血压发病率为喝牛奶组的 3 倍。我们知道,牛奶是一种含钙很高的食物,从理论上计算,250 毫升牛奶可以提供 260 毫克钙。防止缺钙有预防高血压发病的作用;补钙对治疗高血压也有辅助作用。但是，在发生高血压之后，在补钙的同时，还是要用抗高血压药物治疗。

钙与居民：我国居民膳食钙摄入不足

近年来，不少报纸、杂志、电台和电视台都在宣传我国全民缺钙，有的文章号召人人补钙。1998年中央电视台《经济半小时》栏目报道，大连市某钙保健品公司对2 219名7~18岁的中小学生进行骨密度测定，认为90%以上骨密度降低（骨质疏松）。几家政府主管部门联合发文，在全市中小学生中实行"补钙工程"，动员中小学生普遍服用该公司生产的钙保健品。

应该指出，厂家或商家进行诊断性检查是不合法的，只有医疗部门才有权从事这类检查。不过，由于我国监督不力，厂家和商家还在经常进行此类检查。

我国居民真的90%都患了钙缺乏性疾病了吗？

1. 我国居民膳食钙普遍摄入不足

有关钙的生理需要量和膳食参考摄入量前面已经叙述过了。2002年《中国居民营养与健康状况调查》结果显示：我国居民平均每人每天膳食钙实际摄入量只有390毫克，与供给标准相差甚远。各不同人群实际钙摄入量见表3.3。

表 3.3　　我国居民膳食钙实际摄入情况　　毫克

人群	每日实际摄入量	每日参考摄入量
儿童	322	800
青少年	518	1 000
成人	390	800
孕妇	663	1 000 ~ 1 200

通过表 3.3 不难看出,我国各种人群膳食钙普遍供给不足,与规定摄入量相比较大约都相差一半。据调查资料分析,我国居民中儿童 95% 以上、成人 90% 以上膳食钙供给严重不足。根据以上情况,说我国全民膳食钙供给不足未尝不可。

2. 钙缺乏性疾病

通过前面的资料,我们可以了解到儿童佝偻病患病率为:0 ~ 3 岁为 33.3% ,0 ~ 5 岁为 15.9% ;中老年人骨质疏松的发生率为 16.9% ~ 73% ;青壮年较少发生钙缺乏性疾病。可见,钙缺乏性疾病患者在我国居民中只占少数。

从以上分析不难看出,说全民缺钙并不科学,应该讲我国绝大多数居民膳食钙供给严重不足,讲全民膳食钙严重供给不足也未尝不可。如果讲全民缺钙,就容易让人误解为绝大多数居民都发生了钙缺乏性疾病。前面所举的例子恰恰是混淆了这两个概念,弄虚作假,以取得商业利益。

中央电视台 1998 年那次还接着报道:记者领着一名10 岁女孩,到该公司检测现场进行检查,先说吃过该公司钙制剂,检查结果是"不缺钙"。10 分钟后,记者为女孩换了一套衣服,再去检查,讲从未吃过钙,检查结果为"严重缺钙"，需服该公司产品 4 盒。这样的检测，哪里还有什么科学性、准确性？

在讨论钙缺乏时，必须明确两个概念，那就是膳食钙供给不足与钙缺乏性疾病，这是有关联的两个不同问题。营养素缺乏可以导致相应营养缺乏病，但并不是所有营养素缺乏的人都一定患营养缺乏病。这里举一个相似的例子，乙型肝炎患者一定感染了乙型肝炎病毒，但并不是所有感染了乙型肝炎病毒的人，都发生乙型肝炎。我国现有乙肝表面抗原阳性者 1 亿人以上。所谓乙肝表面抗原阳性就是乙型肝炎病毒携带者，他们当然已经受到了乙型肝炎病毒的感染。还有更多的人受到乙肝病毒感染后，自身免疫能力将病毒予以消灭，连乙肝表面抗原都是阴性，即为健康人。这两类人肝功能都是正常的。而感染了乙肝病毒，又损害了肝功能，或者对其他人具有传染性的乙肝患者只是少数。可见乙型肝炎患者只是被乙肝病毒感染过的人中的极少数，并不是每个受到乙肝病毒感染的人都必然患乙型肝炎。钙缺乏也是一样，在膳食钙供给不足的人群中，只有少数发生钙缺乏性疾病，两者不能画等号。显然，采用欺骗检测手段，混淆膳食钙供给不足与钙缺乏性疾病概念，只是商家一种不法宣传手段。

钙的补给：食补 or 药补

食补还是药补呢？既然 90% 以上中国居民膳食钙供给严重不足，那么，解决办法当然首先着眼于增加膳食钙供给，使之尽可能达到参考摄入量标准。有些专业人士，一谈到缺钙马上就要人家去服用钙制剂，这种做法并不正确。对大多数还没有发生钙缺乏性疾病的中国居民来讲，应该指导他们,调整饮食结构,增加膳食钙供给,使之达到推荐标准。如果经过努力,确实无法达到这一目标,或者已经发生了钙缺乏性疾病,才有必要口服钙制剂。但同时也必须注意增加膳食钙供给。膳食补钙,最符合人体生理特点,大大优于补钙药品或补钙保健食品。这就是我主张的:"食补为主"和"食补优先"原则。

含钙最丰富的食物为芝麻酱和虾皮,但这两种食物一般很难食入太多,主要靠它们难于满足膳食钙供给。每100 克牛奶含元素钙 104 毫克,如果每天能够饮用 1 ~ 2杯(250 ~ 500 克)牛奶,或相应乳制品,便能获得 260 ~520 毫克元素钙,加上其他饮食提供的 400 毫克左右的钙,便基本能够满足膳食钙供给。因此,我们提倡中国居民应当天天喝奶。豆类食品和豆制品含钙也极其丰富,应当经常食用。对于农村无条件喝奶的居民,天天食用豆类食品和豆制品是解决膳食钙供给不足的必要途径。含钙丰富食物元素钙含量见表 3.4。

为满足膳食钙供给,必须天天喝奶,经常食用豆类食品和豆制品。

表 3.4 含钙丰富食物元素钙含量

毫克/100 克食物

名称	钙含量	名称	钙含量
芝麻酱	1170	奶酪(干)	799
虾皮	991	黄豆	191
河虾	325	北豆腐	138
海带(干)	384	雪里红	230
牛奶	104	花生米(炒)	284

补钙时机:少儿时期是最佳

　　人的一生中骨骼代谢及骨骼量的增长,随年龄增长而不断变化:从出生到 20 岁以前,骨骼量持续增加,男性骨骼量一般每年平均增长 2.2% ;女性平均每年增长 1.9% 。平均每天增加的骨骼钙数量为 120 ~ 160 毫克,多的达到 200 毫克。青少年时期骨骼数量增长和骨骼钙的增加更快。据统计,进入青春发育期女性骨干重约 1 500 克,最终达到 3 000 克;男性骨干重约 2 300 克,最终达到 4 300 克。在青春发育期,骨骼每天以 0.25 毫米的速度增长,直到 20 ~ 30 岁之间,骨骼仍以缓慢的速度增长,每年增长率约 0.5% ~ 1% 。女性从 35 岁以后,男性从 40 ~ 45 岁以后,骨骼不但不再增长,而且骨钙还会逐年减少,每年骨钙损失约 0.3% ~ 0.5% 。绝经期妇女达到 0.9% ,很容易发生骨质疏松、骨质增生。

　　学龄儿童和青少年缺钙虽然多数不会像婴幼儿和老年人那样发生佝偻病和骨质疏松,但也可以出现多汗、无力、睡眠不安、下肢酸痛以及小腿抽筋等症状,青春发育期少年更为明显。

　　一个人在 35 岁左右骨骼钙贮存量,以及骨密度最高,即达到峰值,以后则逐渐降低。骨密度越大,说明骨骼里的钙越多。大量研究表明,如果满足儿童和青少年钙供给,可以提高骨骼密度,并达到更高峰值,从而减少老年骨质疏松几率,或者延缓骨质疏松发生的年龄。

　　无论什么人种,也无论男女,人的一生都面临着缺钙危险。为了预防中老年骨质疏松,即为了终身骨骼健康,从儿童时期就应满足膳食钙供给,不能欠钙债。正所谓钙到用时方恨少,补钙需从儿童少年时。

怎样补钙:适量、分次、晒太阳

我们提倡食补,即对于大多数我国居民来讲,问题出在膳食钙供给严重不足上,当然应当通过膳食途径增加钙的供给,但也并不一概否定药补的作用。有些人由于种种原因,无论如何也不能通过膳食来满足钙的供给;又有些人已经发生了钙缺乏性疾病,如佝偻病、骨质疏松或骨质增生等,这两种情况,除努力增加膳食钙供给外,还应口服补钙药品或补钙保健食品。

1. 钙是否越多越好

就膳食补钙与药物补钙两种途径而言,前者更符合生理特点,更安全,不会有钙过多的顾虑。服用补钙药品或补钙保健食品是否安全? 应该讲钙是人体必需的一种营养素,它即使以口服药品的形式出现,也是很安全的,但并非多多益善。长期超量补钙,并不会增加补钙功效,相反,还有发生肾结石的忧虑;儿童钙过多,可能使骨骼过度钙化,影响身高的增长。另外,人体内各种无机盐和微量元素应当相互平衡,如果某种太多,相反会影响其他一些矿物质的吸收和利用。钙也一样,如果供给太多,大大超出生理需要,就可能干扰铁、锌等其他矿物质和微量元素的吸收和利用。

每日钙摄入总量应控制在 2 000 毫克以下(按元素钙计算)。

2. 一次服多少钙好

前面已经述及人体钙的生理需要量与膳食参考摄入量。一般成人每日膳食钙供给800毫克,50岁以上中老年人、孕妇和授乳母亲需要1 000~1 200毫克,而膳食调查结果表明,我国居民膳食钙实际摄入量平均只有390毫克。显然,每日额外补充元素钙300~500毫克已能满足生理需要。但是,市场上钙制剂含钙量相差悬殊:1片(粒或袋)含钙最高的为600毫克,最低的甚至只有12毫克。到底一次服多少钙好?有人主张600毫克钙一次吃下,每天1次,极为省事。看来厂家也是这么做的,因为1片药中就达600毫克剂量;使用说明中也是每日1次,每次1片。有人认为这样做不利于钙的吸收和利用。通常,各种钙制剂(钙盐)进入胃后,要在胃酸(盐酸)作用下,生成氯化钙,然后再离解为钙离子而被吸收。例如碳酸钙就是这样:

$$CaCO_3 + 2HCl = CaCl_2 + CO_2 \uparrow + H_2O$$

$$CaCl_2 = Ca^{2+} + 2Cl^-$$

其中生成的二氧化碳通过肺排出体外,水可供身体利用或通过肾排出体外,氯离子以供生成胃酸重复利用,钙离子被吸收。但是,人的胃分泌胃酸是有一定限度的。一个成人每24小时分泌胃酸1 500~2 000毫升。食物一般在胃内停留2~3个小时,此期间胃只能离解200~300毫克元素钙。如果一次服用太多,多余的钙就不会被离解,就会被以钙盐原形随粪便排出体外。因此,建议每次服钙(元素钙)200~300毫克为宜,必要时每日可服2~3次。

3. 要不要服用维生素D

当前许多补钙药品或保健食品,其中同时也含有维生素 D；也有许多人在服用这些钙制剂同时，另外加服维生素 D。这样做是否有必要？ 如前所述，维生素 D 在促进钙吸收以及增加血钙的成骨过程均有重要作用，因此讲钙代谢需要维生素 D 协助这是科学的。从这一角度看，维生素 D 对人体是必需的。但是，人体对维生素 D 的需要是有限的，不同性别、不同年龄及不同生理状况的人群，即包括儿童、孕妇和授乳母亲在内，维生素 D 的供给量每天均不超过 400 国际单位（10 微克）。获取维生素 D 的最佳方法是晒太阳，因此，每天只要有 20 分钟室外活动，就能获得足够一天需要的维生素 D。可见对于多数人来讲，完全不必额外补充维生素 D。维生素 D 虽然是人体必需营养素，但过多也会中毒。当前我国食品、保健食品中，有上千种加入了维生素 D；医生们又常常为病人加用剂量很大的维生素 D 制剂，尤其是对婴幼儿和孕妇。与我国形成鲜明对照的是，发达国家大多已将维生素 D 打入冷宫。据报道，澳大利亚和新加坡等国食品和保健食品中没有加入维生素 D 的；美国、法国和加拿大等国也严格限制维生素 D 的使用。

综上可见，维生素 D 不要滥用。如果确实不能到室外晒太阳，或者考虑治疗疾病需要，确需额外补充维生素 D 的，每日各种途径的供给总量也不要超过 400 国际单位。

如何选钙：服钙容易，选钙难

当前市场上各种补钙药品、保健食品品种繁多，五花八门。据报道，国产这类商品已达 200 余种。补钙商品广告不管你有意还是无意，愿意还是不愿意，天天都会进入你的视线，冲击你的耳膜。如果你确实需要额外补充钙，到底应当怎样选择呢？首要的是要尊重科学，而不能跟着广告走。科学选择补钙药品和保健食品，应考虑以下一些因素。

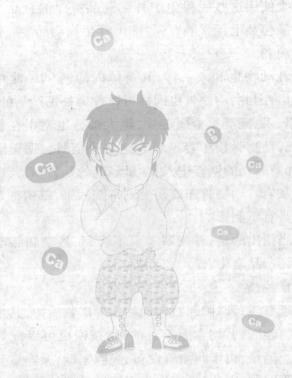

1. 原料来源

　　无论补钙药品，还是补钙保健食品，其原料来源不外天然和人工化学合成两大类，其中当然包括许多品种。其优缺点分析如下。

　　1）海洋生物

　　牡蛎、贝壳、蚌壳、珍珠母等海洋生物中，均含有丰富生物碳酸钙，是生产人类补钙产品的良好原料。我国许多钙制剂就是用这些原料生产的。但是,这些原料毫无例外地来自近海,都会不同程度地受到工业污染,其中铅、汞、铝、镉等金属污染十分有害。据报道,每克海洋生物碳酸钙中可能同时含有约12毫克的铅,这一数量虽然是在质量标准允许范围之内,但终究对人有害无益。西方发达国家已较少使用这些原料生产补钙药品或保健食品。在他们的产品包装上经常能看到"非海洋生物制品"字样。

2）骨粉

哺乳动物也和人一样,其身体内的钙99%集中于骨骼和牙齿,因此,动物骨也同样可以作为补钙产品的原料。但是,铅、汞、镉等重金属毒物,绝大部分也集中在骨骼之中,因此,动物骨粉中容易包含这些重金属。据美国一次对70种商品钙的调查中,铅含量最高的是骨粉,其次为贝壳及石灰岩。动物骨还容易受到霉菌污染,霉菌毒素对人体健康具有不利影响。

应当指出的是,骨髓基本上不含钙,骨髓制品不应被列入补钙产品之中。

3）矿物质

大理石、石膏、阳起石和代赭石等矿物质中,其主要成分是矿物碳酸钙,均含有丰富的钙,按说也可以成为商品钙原料。但是,由于其溶解性差、吸收率低,又容易有放射性污染等问题,因此,不应作为人用商品钙的原料。

4）化学合成钙

用人工化学合成方法制备的钙,由于其纯度高、产品规范、钙含量稳定以及避免了其他金属毒物、霉菌污染,已经成为商品钙制剂的主要原料来源。在西方发达国家,商品钙主要来源于人工化学合成钙。

2. 用化学合成钙生产的商品钙

作为商品钙制剂原料的人工化学合成钙有：乳酸钙、葡萄糖酸钙、碳酸钙、柠檬酸钙（枸橼酸钙）、醋酸钙和苏糖酸钙等。

1）钙含量及人体吸收率

上述人工化学合成钙之中，除碳酸钙为无机钙外，其余均为有机钙。有机钙分子量大，其分子中钙元素所占比例较小，因此元素钙含量比无机钙低。前面我们已经介绍过，碳酸钙中元素钙含量较高，为 40%；其他各种有机钙中元素钙含量：醋酸钙 23%、乳酸钙与 L－苏糖酸钙 13%、葡萄糖酸钙只有 9%。而它们的人体吸收率相差并不是很多，碳酸钙最高，为 39%；葡萄糖酸钙最低，为 27%；其余均在 30%～40% 之间（表 3.2）。可见，化学合成碳酸钙含元素钙高，人体吸收率也较高，是钙制剂的良好来源。事实也是如此，国内外商品钙用得最多的原料就是人工合成碳酸钙。

谈到钙的人体吸收，这里面就要谈到数据的来源。通常谈的钙吸收率是动物试验结果，动物试验数据与人体实际吸收率可能并不完全相同。第二，无论动物试验还是人体试验，钙吸收率均与钙的基础水平有极大关系。如果试验动物或被观察的人体对象，本来就非常缺钙，例如是用低钙饲料长期喂养的动物，那么，实验结果钙吸收率会很高，可以达到 90% 以上。反之，对于健康动物或是健康人，钙的吸收率就不会那样高。另外，还与一次供给多少钙有关。有人进行动物试验，如果每克饲料中含 5 毫克钙，其吸收率为 50%，减少至 1～2 毫克/克饲料，则吸收率可提高到 90% 以上。因此，广告宣传的 95% 高效吸收就不一定能代表服用者的情况。其实，各种商品钙人体吸收率也不会有那样大的差别。

2）吸收方式

一些商品钙的宣传广告中说，他们的钙是离子钙，吸收好；而另外的产品宣传，却称为分子吸收。本来前几年人们以为离子吸收的最好，近来有些消费者又以为分子吸收为最佳。到底哪种方式好呢？其实这些纯粹是宣传手法，钙盐的吸收，无不需要在胃酸作用下，形成氯化钙，然后离解为钙离子，才能被吸收。无论哪种钙制剂，其吸收方式都是一样的，根本不存在你是离子吸收，他是分子吸收的问题。

3）重新认识活性钙

活性钙曾经在我国风行一时，不仅有活性钙药品、活性钙保健食品，同时许许多多食品中也强化了活性钙。宣传者说活性钙是离子钙，便于吸收。消费者认为"活性"一定比其他"非活性"的补钙产品好。其实活性钙是以牡蛎等生物碳酸钙为原料，经过煅烧而来的。我们无妨把这种产品生产的化学反应方程式列出来：

$$CaCO_3 \xmapsto{\triangle} CaO + CO_2 \uparrow$$

牡蛎主要成分是碳酸钙，经过煅烧即生成氧化钙。可见活性钙主要成分是氧化钙，它没有"活性"可谈。有些商品为片剂或粉剂，其主要成分当然是氧化钙；有的配制成溶液（或为冲剂），其主要成分则为氢氧化钙：

$$CaO + H_2O = Ca(OH)_2$$

其实，我们在初中学生用的化学课本中就能看到这两个化学方程式。不过第一个方程式是介绍石灰的生成，即用石灰石（碳酸钙）经过煅烧，而生成生石灰（氧化钙），第二个方程式是介绍由生石灰加水生成熟石灰（氢氧化钙）的过程。可见，活性钙的主要成分与生石灰或熟石灰属于同一物质。在生活中我们会有这样的经验，生、熟石灰有很强的碱性，可以灼伤人。活性钙也同样具有这样的副作用，它对胃黏膜有较强的刺激和腐蚀作用。原中国预防医学科学院营养与食品卫生研究所，曾经抽取市场上8种商品钙制剂：碳酸钙、碳酸钙＋维生素D、中药＋维生素D、骨粉产品、活性钙片、活性钙冲剂、乳酸钙冲剂和醋酸钙，进行动物喂饲试验。结果发现各组血钙均有不同程度提高，但活性钙两个组提高较少，醋酸钙组几乎没有提高；各组骨密度无差别；活性钙两个组动物胃肠明显胀气、黏膜充血，而且还有的动物出现扭体反应，在24小时内死亡。可见，活性钙不仅补钙效果差，而且碱性强，副作用大。因此，建议最好不再使用这种制剂。

4）胃酸缺乏的人和婴幼儿最好不选用以碳酸钙为原料的商品钙制剂。

5）前几年，美国USAF医学中心研究人员，用柠檬酸钙（枸橼酸钙）进行人体试验，发现被试者尿中铝排出量增加。原来柠檬酸钙中的柠檬酸可以促进小肠对铝的吸收，使人们摄入铝增加。铝长期蓄积对人体有害，主要损害脑和神经系统。

以上介绍了选择商品钙应当从哪些方面分析，有了这些知识，便不会只听信广告宣传，而可以科学地选用合适的钙制剂了。

3. 商品钙成分介绍

当前商品钙品种繁多，不下200种，下面只能介绍部分代表性产品。所介绍的商品钙含量均指元素钙而非钙盐（钙的化合物）。

（1）钙尔奇－D：化学碳酸钙，600毫克/片，同时含维生素D。另有300毫克小片型。

（2）劲得钙：化学碳酸钙，300 毫克/片，另含维生素 D。

（3）巨能钙：L－苏糖酸钙，80 毫克/片。

（4）活性钙泡腾片：氧化钙，100 毫克/片。

（5）超微钙：化学碳酸钙，500 毫克/袋。

（6）龙昌钙＋D：牛骨髓、冰糖、大枣制成，含钙 100 毫克/支，另含维生素 D。

（7）珍珠钙（胶囊）：以珍珠、牡蛎等为原料生产的活性钙，120 毫克/粒。

（8）纳米钙：化学碳酸钙，500 毫克或 125 毫克/片；冲剂 250 毫克/袋。

（9）协达利：化学碳酸钙，200 毫克/片。

（10）美信钙＋D：柠檬酸钙，315 毫克/片，另含维生素 D。

（11）盖世宝：醋酸钙，150 毫克/袋。

（12）彼阳牦牛壮骨粉：牦牛骨、骨髓制成，240 毫克/袋。

（13）鳗钙：鳗鱼脊椎骨制成，含钙 25 毫克/片。

（14）大天力骨髓壮骨粉：骨髓提取物，含钙 160 毫克/袋。

（15）资生钙：化学碳酸钙，200 毫克/支。

（16）尊钙：贝壳、柠檬酸钙，含钙 200 毫克/支。

（17）盖中盖：乳酸钙，500 毫克/片；儿童型：300 毫克/片。

（18）葡萄糖酸钙：0.5 克/片，含元素钙 45 毫克/片。

（19）乳酸钙：0.5 克/片，含元素钙 65 毫克/片

（20）多种钙：含元素钙 16 毫克/片。

（21）钙素母：含元素钙 30 毫克/片。

（22）龙牡壮骨冲剂：含元素钙 12 毫克/包。

钙的伴侣：不能忽视的维生素 D

骨骼的主要成分是钙和磷，而它们的代谢与维生素 D 密切相关。维生素 D 具有促进食物中钙、磷肠道吸收的作用。据研究，如果完全缺乏维生素 D，食物中钙吸收只及平时 25%，即 3/4 被浪费掉。也就是说，维生素 D 可以使钙吸收提高 3 倍。不仅如此，维生素 D 还能促进血钙往骨骼中沉着，使成骨作用加强。如果维生素 D 不足，食物中钙吸收将减少，血钙降低，由血往骨骼中转移的钙减少，成骨原料不足。不仅如此，为了保持恒定的血钙浓度，相反，骨骼中钙还会向血中转移，使儿童发生佝偻病，老年人发生骨质疏松。

可见，骨骼健康不但取决于钙的供给，同时还与维生素 D 供给密切相关。佝偻病及骨质疏松发病不仅由缺钙引起，还与维生素 D 不足有关。

各种天然食物，包括母乳和鲜牛奶，维生素 D 的含量均很低。因此，人体维生素 D 主要不是依靠食物，而是靠晒太阳获得。阳光中紫外线照射皮肤，使皮肤中 7－脱氢胆固醇转化为维生素 D。因此，预防维生素 D 缺乏的主要方法是晒太阳。

紫外线波长短于可见光线，为 200～390 毫微米，而能够使人体皮肤产生维生素 D 的主要是波长 275～325 毫微米的部分。它受自然界很多因素影响。一般讲，热带和亚热带日照充足，较少发生佝偻病；而地处温带的我国北方广大地区，儿童佝偻病发病率就较高。据调查，我国北纬 35～40 度地区 3 岁以下儿童佝偻病患病率比北纬 20 度地区高 5～17 倍。我国 3 岁以下儿童佝偻病患病率南方约25%,中部地区约30%,而北方竟高达49%。冬季日照时间短,光照度不足,加之气候寒冷,人们室外活动受限,因此,冬季更易发生维生素D缺乏,尤其是儿童和老人。普通玻璃较少透过紫外线。有人调查,隔着玻璃紫外线透过不足50%,而距窗口4米处,紫外线甚至不到室外2%。另外,城市建设和空气污染,都会影响人们对紫外线的获得。

当然,紫外线过度照射也会影响人体健康,比如发生日光性皮炎,甚至皮肤癌。因此,晒太阳时应避免暴晒。晒太阳最理想的温度为18~22℃,春、夏、秋是大好季节。春秋上午11点至下午2点;夏季上午9~11点,下午4~6点为宜。晒太阳时应背向阳光戴上太阳镜,以保护眼睛。每天能有20分钟以上的室外活动,即使没有刻意进行日光浴,所产生的维生素D就能满足人体一天的需要。

无条件晒太阳的人以及婴幼儿佝偻病和老年骨质疏松患者,有必要口服维生素D制剂,剂量为每日400国际单位。

维生素D过量会发生中毒,因此,一定要注意它的使用剂量。过去几十年,由于我们片面地夸大了缺乏维生素D的致佝偻病作用,在防治时大量使用维生素D,并忽视科学补钙,结果不仅妨碍了儿童佝偻病的防治效果,同时也使不少孩子发生了维生素D中毒,有的甚至因此而死亡或致残。当前,有的鲜牛奶中加入了维生素D,有些补钙制品(乳钙尔奇-D、劲得钙、龙昌钙+D等)也加入了维生素D。据报道,我国市场充斥着上千种强化维生素D的产品。如果医生再给儿童、成人或老人口服或注射维生素D,就有维生素D过量或中毒的可能。我国经常有维生素D中毒病例发生,甚至还出现过严重群体中毒事件。1997年初,黑龙江省鸡西市为193名婴幼儿服用维生素

D_3，每周服 30 万~60 万单位。连服 10 周后，其中 187 名发生中毒。最小者仅出生 14 天，最大者 1 岁半，维生素 D_3 最大剂量为 1 050 万单位。187 名中毒儿童中 47 名出现肾脏或骨骼异常，其中 30 名发生肾钙化。

维生素 D 过多供给已经成为社会公害，应当引起社会各界重视，尤其是医务人员、托幼机构教师和家长。

骨骼健康：运动与补钙同等重要

传统的观点认为骨质疏松是由于钙及维生素 D 缺乏所致，防治方法主要是补充钙和维生素 D。近年来，这一观点受到质疑。比如，人们发现，宇航员的饮食营养中钙及维生素 D 的供给都很充足，但他们在失重状态下，骨钙却会大量丢失，引起骨密度下降。又有人观察卧床而完全不运动的人，尽管为他们补充了足够的钙和维生素 D，但从卧床第 2 周开始，尿钙就会增加，即钙排出增加；从第 3 周开始便会出现腰酸、腿痛和全身骨头痛的症状；从第 4 周开始出现骨密度降低（骨质疏松），骨钙含量每周平均减少 0.9%。由此，有理由认为单纯补充钙、维生素 D 等营养物质，并不能保证骨骼健康。美国 Frost 教授认为，在骨质疏松发病机制中，肌肉质量是决定骨骼强度的重要因素。可见，运动对于骨骼健康的重要性。

对于运动防止骨质疏松的重要性，我国某运动医学研究所进行了一项专门的研究。他们对某高校 200 名教授进行检查，这些教授的平均年龄为 68 岁，结果男性骨质疏松患病率为 9%。另外选取 200 名工厂工人作对照，平均年龄 69 岁，其骨质疏松患病率为 2.3%。两者相差 3 倍多。研究表明，体力劳动和科学运动能够促进骨骼健康。

在国际骨质疏松研讨会上，专家们一致认为肌肉负荷及机械运动对骨骼强度的作用要大于钙和维生素 D 等营养物质的作用。有研究认为，钙、维生素 D 和激素等非机械因素对骨骼强度的决定作用仅占 3% ~ 10%，而肌肉负荷和机械运动对骨骼强度的影响可高达 40%。

运动不仅对于骨骼健康、防止骨质疏松有重要作用，同时对于轻、中度骨质疏松的治疗，也不可或缺。

运动与营养对于身体健康同等重要，对于骨骼健康以及骨质疏松的预防和治疗，更是如此，缺一不可。在讲究科学营养的同时，也必须讲究科学运动。

我国婴幼儿 1/3 患佝偻病，全国有 8 400 万中老年人患骨质疏松。我国居民 90% 以上膳食钙供给严重不足，相差一半之多。应如何改善我国居民钙营养，宋教授 1997 年提出"为终身骨骼健康，应当天天喝牛奶"。

过去谈牛奶，说它营养如何丰富，营养素如何全面，是一种天然的优质营养品。但除婴儿之外，其他年龄的人，完全可以用别的食物代替牛奶营养，想喝就喝，不想喝完全可以不喝。然而，宋教授讲，从钙营养角度也就是群众讲的从补钙角度，牛奶必须天天喝，这是无可替代的。

1997 年我国居民年人均牛奶占有量只有 6.6 千克，而世界人均占有量却是 103 千克。宋教授为宣传"天天喝奶"的主张，在国际会议上谈，在国内会议上聊，在电台里说，在电视中讲，并发表过不同形式文章 40 余篇。但时至今日，我国居民年人均牛奶占有量也仅仅提高到 11 千克，距世界平均水平相距还甚远。

看来，"天天喝牛奶"的健康观念还需继续大力宣传。

第 4 篇

终身不断奶

一位 65 岁的大学化学教授,一次不小心踩到香蕉皮上,摔了一跤,结果右侧髋骨被摔断(股骨颈骨折)。祸不单行,2 个多月后由于剧烈咳嗽,又造成 2 根肋骨骨折。医院检查发现,这位教授存在严重骨质疏松。

医生讲,这么严重的骨质疏松,虽然可能与多种原因有关,但缺钙应该是最主要的一个原因。此时,这位老教授深悔自己一生从不愿喝牛奶,也没有注意其他方式补钙。

那么,我国居民为什么需要天天喝牛奶呢?

健康的要求:天天喝牛奶

据报道,世界年人均牛奶占有量为 103 千克,而我国 20 世纪 90 年代为 6.6 千克,2003 年也只有 11 千克。改革开放以来,我国城乡居民生活水平有了很大提高,当前除少数贫困地区外,全国广大城乡居民都喝得起牛奶。但大多数成年人都基本上不喝奶。为什么? 因为中国居民,尤其汉族居民没有喝奶的习惯。从健康角度看,中国居民到底该不该喝奶呢?

多次营养调查结果显示,我国居民每日膳食钙平均摄入量只有400毫克左右,而每日膳食钙参考摄入量为800毫克,膳食钙实际摄入量只有供给标准的50%左右。调查同时显示,我国婴儿、儿童、青少年、中老年以及孕妇、哺乳母亲,他们的膳食钙摄入量均不足,都在参考摄入量的60%以下。据此,可以讲整个中华民族全民膳食钙供给不足,我看这个说法并不过分。我国婴幼儿佝偻病患病率15%~70%(平均33%);中老年人腰腿痛十分普遍;老年人骨质疏松患病率极高;我国居民一进入老年期,很多人每年身高都要缩短一点;孕妇手足抽筋是十分常见的事……这些都与缺钙有关。说缺钙影响我国儿童生长发育,影响全民族的身体素质并非言过其实。

　　钙是人体必需的一种营养素,其供给主要靠饮食,也就是说要解决全民缺钙问题只能靠改善膳食。遍查常见食物营养成分表,虾米皮和芝麻酱中钙含量丰富,但这些食物不可能食入太多,靠此解决膳食钙供给显然并不现实。但是牛奶及奶制品,豆类及豆制品钙含量不仅丰富,同时较易通过膳食途径供给人体所需。

　　每100克鲜牛奶含钙104毫克,每袋(250克)供给钙260毫克。如果每人每天能喝2袋鲜牛奶,便能获得520毫克的钙,加上膳食中其他食物供给的400毫克左右的钙,那样便完全能够满足人体对钙的需要,中国人缺钙的问题便迎刃而解。一个人每天饮用2袋鲜牛奶(2玻璃杯),无论从经济负担,还是从饮食安排上,对于大多数中国居民来讲应该不难办到。即使每天饮用1袋牛奶,再注意食用一些豆类食品和豆制品,也基本上能满足膳食钙供给。如果饮用鲜牛奶不方便,目前市场上奶粉及其他奶制品完全能满足供给。如果经济状况允许,食用配方奶粉不仅能满足钙的需要,同时还能满足人体多种其他营养物质的需要，该奶粉是一种高营养价值的产品。应该改变中国汉族居民不经常喝牛奶的传统习惯，为了身体的健康，应当天天饮用牛奶。历史上美国居民钙的膳食供给也不足，后来他们通过3杯奶运动，很容易地解决了钙营养问题。第二次世界大战后，日本居民的生活也曾艰难过，经济好转后，通过"一杯奶强壮一个民族"的全民教育，奶消费也随之增长。他们体质的改善令世人瞩目。

对于贫困地区居民，可以多吃豆类食品和豆制品代替牛奶，这些食物同样能够提供丰富的优质蛋白和钙质。例如，每100克黄豆中含钙191毫克；100克（北）豆腐含钙138毫克；100克豆腐丝含钙204毫克；其他豆类食品及豆制品中也都含有较丰富的钙。因此，经常食用豆类食品及豆制品，对于保持人体健康是十分必要的。

为了国人身体健康和全民族身体素质的提高，应提倡天天喝奶和经常食用豆类食品及豆制品。

终身不断奶：钙质天天有

我国多数家庭，婴儿期后便给孩子完全断奶，让他们改吃半流质和固体食物，而不再喝奶。这种习惯对人体终生健康不利，尤其对终身骨骼健康更为不利。

成人钙含量约占体重 1.5%～2%，总量约为 1 300～1 400 克，其中 99% 集中于骨骼之中。儿童骨骼在不断生长发育之中。他们的骨骼不但向纵向（长高）和横向（增粗）增长，同时还不断钙化，增加骨密度。婴儿在出生后 1 年之内，身长增长 50%，约增长 25 厘米；至 4 岁时，身长比出生时增长 1 倍，4 年中共约增长 50 厘米；以后每年约增长 5 厘米。儿童身长的增长，主要靠骨骼的生长。骨骼

第4篇 终身不断奶

71

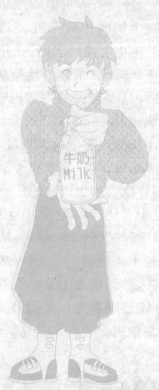

这样快速的生长，可想而知，使体内增加了多少钙质。据估算，出生 1 年之内，体内钙质增加约 500 克。人体骨骼持续生长约 20 ~ 24 年，也就是说，骨骼的增长要到 20 ~ 24 岁时才停止。

骨骼停止生长之后，钙化过程继续进行，骨密度继续不断增加。在此期间，骨钙以每年 18% 的速度继续增加，每年约有 180 克钙沉着于骨骼之中。这一过程持续到 35 ~ 40 岁。此后骨密度开始逐渐减低，女性骨钙每 10 年约损失 3%，绝经后损失加速，每 10 年约损失 9%；男性每 10 年约损失 3% ~ 5%。可见，人体骨密度在 35 ~ 40 岁时最高，此时骨密度为一生中的峰值。骨密度峰值越高，骨骼钙化的当然就越好，以后发生骨质疏松的机会就越少，即使发生骨质疏松,其程度也较轻。为了预防和减轻老年骨质疏松,不仅应当保证老年人膳食钙的供给,更重要的是,应当提高人体骨密度的峰值。

如何才能提高人体骨密度峰值? 最根本的措施是保证骨骼生长和钙化年龄阶段的膳食钙供给,也就是说必须保证儿童、青少年,直至 35～40 岁之前的膳食钙供给。如果此期没有注意膳食钙供给,到了老年已经发生骨质疏松之后,再去补钙,骨质疏松不仅不能避免,同时要想有大的好转也是极其困难的。正所谓:钙到用时方恨少,补钙需从儿童少年时!

补充膳食钙的最有效措施是喝奶、吃奶制品、豆类食品和豆制品。因此,中国居民应当终身不断奶!

乳品选择:只选对的,不选贵的

当前我国乳品市场空前繁荣,乳品种类繁多,令人眼花缭乱。消费者应如何选择?

1. 鲜牛奶

鲜牛奶是以合格新鲜牛奶,经巴氏消毒($72～85℃$,20 秒)制成。奶中营养成分不受破坏,新鲜,但保存期短。一般在 $0～4℃$ 温度条件下仅能保存 2～3 天。

(1)普通鲜牛奶:为新鲜合格鲜牛奶,经巴氏消毒制成。

(2)脱脂鲜牛奶:将鲜牛奶中脂肪去掉。每 100 克普通鲜牛奶含脂肪约 3 克。而脱脂奶中脂肪低于 0.5 克。另外还有低脂(部分脱脂)鲜牛奶,其脂肪为鲜牛奶含量的 $1/2$,为 1～2 克。这类牛奶适于中老年、肥胖、高血压、冠心病、糖尿病或成年人喝,不适于儿童饮用。

（3）强化鲜牛奶：往牛奶中加入一些营养物质,如维生素 A、D（AD 奶）、钙（钙奶或 AD 钙奶）、铁（高铁奶）或锌（锌奶）等。

（4）酸奶：以乳酸菌发酵制成,最常用的乳酸菌种为双歧杆菌。

（5）花色奶：奶中加入水果肉或巧克力等,调整口味,并增加营养成分,但质量较难保证。

2. 高温消毒牛奶

市场上出售的各种"纯牛奶"就属此类。"纯"的名称并不科学,因为鲜牛奶也是纯牛奶,也不允许加水。此类牛奶选用合格鲜牛奶经 140℃ 高温瞬间消毒,然后再用良好灭菌材料包装。优点是消毒彻底,保存期长,可以达到90 天甚至更长;同时便于保存,饮用方便。奶中营养成分与鲜牛奶基本无差别,只是维生素 C 受到了破坏,乳糖稍有损失。

3. 奶粉

普通奶粉是由合格鲜牛奶,经过高温喷雾,瞬间冷却,脱水成为粉粒而制成的。其营养成分与鲜牛奶一致,只是其中维生素 C 破坏较多,乳糖有少量损失。优点是方便,尤其在无法获得鲜牛奶的地方;好保存,保存期也长;食用方便,用开水冲调即可。

（1）全脂淡奶粉：即普通奶粉,不额外加糖。现在市面上销售的奶粉不带"淡"字的即为甜奶粉。许多奶粉既不注明"甜"字,也不注明到底加了多少白糖。面对这样的情况,购买淡奶粉,临饮用时现加糖更为保险。

（2）脱脂奶粉：将牛奶中脂肪大部分脱掉而制成的奶

粉。亦分脱脂淡奶粉和脱脂(甜)奶粉等。

（3）强化奶粉：即往奶粉里加1种或多种营养素，如高钙奶粉、高铁奶粉、高锌奶粉等。

（4）配方奶粉：将普通牛奶经过全面营养改造，使之与母乳营养成分相近，这就是婴儿配方奶粉。近年来，又出现了幼儿、学童、孕妇以及中老年配方奶粉。还有一类治疗型配方奶粉，如无乳糖奶粉，用于"乳糖不耐症"患者。还有适合"苯丙酮尿症"儿童用的奶粉，以及适用于糖尿病人食用的"降糖"奶粉等。

（5）花色奶粉：五花八门的其他奶粉，如杏仁奶粉、鸡蛋奶粉、果汁奶粉和花旗参奶粉等。在历次检查中，这类奶粉质量问题最多。

4. 奶酪

鲜牛奶灭菌后加凝固剂凝固，然后加乳酸菌发酵，成熟后才可食用。硬奶酪成熟期长，为1~12个月。其中水分少，干物质多，每100克奶酪约含蛋白质22克，脂肪30克。软奶酪成熟期短，其中干物质含量比硬奶酪低。

酸奶：营养保健双优食品

不少人以为，细菌对人体必然有害。的确，细菌可以致病，危害人体健康，但同时，有的细菌对人体健康十分有益。人们吃的酸奶，就是一种用有益细菌发酵的食品，按国家标准，每毫升酸牛奶含乳酸菌应在100万个以上。

正常情况下，人体肠道内存在400~500种细菌，总数可达约10万亿个。其中对人体有益的益生菌占绝对优势，主要是能够产生乳酸的乳酸菌类，如双歧杆菌、乳酸杆菌和嗜乳链球菌等。发酵乳品就是利用这些益生菌,通过对牛奶的发酵而制成对人体具有保健作用的乳品。

1. 酸奶的保健作用

（1）调整肠道微生物环境：发酵酸奶每克含益生活菌100万个以上,如此大量的细菌进入肠道,必然会使肠道内有益菌占绝对优势,抑制有害菌的生长,对于治疗那些由于肠道菌群紊乱引起的慢性腹泻十分有益,对于急性细菌性腹泻也会起到辅助治疗作用。

（2）缓解乳糖不耐症状：详见"喝牛奶不耐受怎么办"。

（3）防治便秘：益生菌代谢过程中可产生乳酸和乙酸等物质,能刺激肠蠕动,保持正常的排便功能。

（4）延长寿命之说：儿童肠道内双歧杆菌等益生菌数量极多,占肠道细菌总数90%以上,成年以后随年龄增长而不断降低,至老年仅余3%左右。但对一些长寿地区调查,88～109岁老人体内双歧杆菌占肠道细菌总数53%～89%。因此推论,若能保持肠道内双歧杆菌的高水平,可能会增长人的寿命。当然这种说法仅仅是推论,还没有通过人体试验得到证实。

（5）其他保健功能：益生活菌进入人体还能合成维生素 K、维生素 B_{12}、叶酸和泛酸等人体营养素;并能促进铁、钙、维生素 D 的吸收;可以减轻肿瘤病人化疗和放射治疗的副作用;还可以预防口腔溃疡等。

2. 正确认识保健功能

发酵乳品和其他活菌制剂,除对由于肠道菌群紊乱而引起的慢性腹泻具有一定治疗作用外,其余均是保健作用,因此不能用以治病。过去有的活菌制剂保健品,恰恰在不适当宣传其治疗作用上误导了消费者。

3. 保存条件

酸奶中活菌在 0～4℃ 温度条件下为静止存活期,能够保持原有细菌数量。当温度升高后,它们会大量繁殖,并快速死亡,使乳品中活菌数量大为降低,起不到应有作用。更有甚者,还可能引起有害菌生长,对食用者健康构成威胁。因此,消费者购买酸奶和其他发酵乳品,一定要选择到那些具有冷藏设备的商店去购买,并一定要看清保质期和生产日期,不买过期产品。购买后应尽快食用,不可久存。

配方奶粉:没有母乳吃的婴儿的最佳选择

人类的食物有三四千种,只有吃多种食物,才能达到营养均衡,保证人体健康。单单只吃一种食物,不可能使人体健康,甚至连生命也无法维持。但也有一个例外,那就是乳汁。无论人,还是其他哺乳动物,出生后的婴儿或幼兽,只吃母亲分泌的乳汁,便可维持他们幼小的生命,并能健康成长。可见,乳汁是营养既全面而又丰富的天然食品。

但是,人与其他哺乳动物不同,例如,人与牛不同:人是杂食动物,而牛是草食动物;人只有 1 个胃,食物的消化吸收主要在肠道,而牛有几个胃,要对食草进行反刍;人与牛的身长、体重增长与生长发育规律完全不同;人与牛的智力更不能同日而语。从这些差别便不难看出,婴儿与牛犊的生理功能有极大差别,因此,母乳更适合婴儿,而牛乳更适合牛犊。由此不难得出"母乳是婴儿最佳食品"的结论。

1. 没有母乳吃什么

母乳是婴儿最佳食品,但是,总有一些母亲因为种种原因没有乳汁哺育婴儿;另一些母亲,虽然有乳汁,但由于工作或生活各类原因而无法实施母乳喂养婴儿。历史上,贫困家庭曾经用米汤、面糊、米粥等谷类食品,代替母乳喂养没有奶吃的婴儿。其结果是,这样的婴儿营养不良、佝偻病、维生素 A 缺乏症、各种感染性疾病发生率极高,死亡率也极高。一句话,这种喂养方式,不但不能保证婴儿健康,甚至很难保证他们的生命。我国古代曾经在世界上首先使用豆浆喂养婴儿,这是一个很大的进步,因为豆类与谷类相比,蛋白质、脂肪以及钙等营养物质的含量高出很多,这无疑会增加喂养成功的机会。但是,豆浆与乳汁相比,其营养成分还是相距太远,仍然不能很好地代替母乳。

人类饮用牛奶的历史起码有 2 000 多年。公元前 206 年《大智度论》中就有牛乳的记载。甚至有人推论:人类先有渔猎、畜牧而后进入农耕,即畜牧业先于农业。用牛、羊、马等家畜乳哺喂没有母乳的婴儿,是人类的一大进步,因为在各种食物中,唯有动物乳最接近母乳,以动物乳代替母乳哺喂婴儿,最容易获得成功。用牛、羊乳或奶粉喂养婴儿早已成为人们的常识。但是,对于贫困家庭而言,用牛、羊乳喂养缺乏母乳的婴儿,未必能成为现实。20 世纪 50 年代,我国就曾研制成功以豆类、谷类为主要成分,再配以多种矿物质、微量元素和维生素的代乳粉,此种婴儿食品曾经在我国流行二三十年。用这种代乳粉喂养缺乏母乳的婴儿,除身长发育略显逊色外,其余生长发育指标均与用牛乳喂养的婴儿没有明显差别。可见,代乳粉曾

名家谈健康

经在我国经济困难时期,与牛乳一道,为我国婴儿营养起了重要作用。

然而,牛乳,终归是乳牛为小牛犊分泌的,它不可能与母乳一样,完全符合婴儿的生理要求。用牛乳喂养婴儿虽然能够保证其生命和基本健康要求,但对于要想达到儿童理想健康状态的目标,还有不小差距。那么,对于那些经济条件较优裕,对子女健康期望值较高,而又没有母乳或无法实行母乳喂养的家庭,他们的婴儿到底该吃什么好?

2. 配方奶粉——缺乏母乳婴儿的最佳选择

在一种优良进口品牌的奶粉包装袋上,赫然写着:"除根据医生指导之外,不应用此奶粉哺育一岁以下儿童。"广大消费者,包括许多医生并不了解这句警示语的含意。其实,它告诉我们,在那个经济比较发达的奶粉原产国,他们不允许用鲜牛奶或普通奶粉喂养婴儿,而应该用配方奶粉喂养那些缺乏母乳的婴儿。这一原则也应该适用于我国城乡经济收入较好的普遍家庭。

从营养成分上分析,牛乳与母乳相比较到底有哪些地方不符合婴儿生理要求?

牛乳中蛋白质的含量过高,比母乳高 1 倍还多。同时其中不像母乳那样以容易消化的乳清蛋白为主,而是以不易消化的酪蛋白为主。牛乳中脂肪即奶油,其含量虽然与母乳相近,但其中饱和脂肪酸含量多,人体需要的不饱和脂肪酸和必需脂肪酸含量低。牛乳中乳糖含量低,还不足母乳的一半,这样使蛋白质、脂肪与糖三大营养物质所提供能量的比例不合理,不利于婴儿生长发育需要。另外,牛乳中所含各种矿物质总量过高,对于肾功能发育还未臻完善的婴儿的肾负荷构成不小的威胁。

婴儿配方奶粉是一种现代高科技产品,其营养成分无疑是丰富和全面的,甚至在铁、锌、碘、维生素 D、维生素 A 和叶酸等含量上,还优于母乳。但无论如何,它与母乳相比还是相形见绌。因为在许多营养成分上它仿照母乳,但细微之处还不能达到母乳的水平;母亲用乳汁直接哺喂婴儿,其母婴的情感交流,是用奶瓶喂奶无法达到的;更主要的是母乳中含有不少免疫活性物质和细胞,这是当前国内外优良配方奶粉都无法达到的。因此,凡能实行母乳喂养的母亲,都应该用自己的乳汁哺育婴儿;只有缺乏乳汁,或客观条件实在不允许实行母乳喂养时,才应首选婴儿配方奶粉喂养婴儿。

婴儿配方奶粉参照人乳成分及组成,利用现代技术,将牛乳进行彻底改造,以便更适合婴儿的生理特点与营养要求。例如:加入脱盐乳清粉以增加其中乳清蛋白的含量,使乳清蛋白与酪蛋白的含量及比例接近母乳。采用不饱和脂肪酸和必需脂肪酸含量高的优质植物油替代牛乳中的奶油,使之符合婴儿生理要求。添加乳糖,提高乳糖含量,使之接近于母乳。通过这样的改造,使配方奶粉中蛋白质、脂肪与糖提供的能量比例适宜,符合婴儿生理需要。同时还脱去牛乳中过高的钙、磷和钠盐,使钙与磷、钠与钾比例适宜,更重要的是降低了牛乳中的矿物质含量,使之接近母乳,适合于肾功能尚不健全的婴儿生理特点。此外,还增加了母乳和牛乳中含量均不足的一些营养成分,如铁、锌、碘、维生素 D、维生素 A 和叶酸等多种矿物质、微量元素和维生素。这样,使吃配方奶粉的婴儿避免发生缺铁性贫血、佝偻病和缺锌症等多种营养缺乏病。

综上可见,对于无法吃到母乳的婴儿,配方奶粉是最佳选择。

近年来,在安徽省阜阳地区,许多外出打工农村妇女的婴儿,由于食用假冒婴儿配方奶粉,而发生营养不良,甚至因免疫力低下而发生感染性疾病致死。"大头娃娃（营养不良）"事件曝光后，社会震惊，国家领导人为此也作出批示，要求彻底查清、处理此事。其实，食用假冒婴儿配方奶粉的问题，不仅在阜阳，在全国各地农村均普遍存在。之所以出现这样严重的问题，除不法之徒图财害命生产假冒伪劣奶粉以及政府监管不力外，最根本的原因还在于农村消费者对婴儿配方奶粉的无知。他们不了解婴儿配方奶粉与各种成人奶粉是完全不同的产品；不了解这种高科技产品需要现代化设备生产，在我国除进口品牌、外资或合资厂家生产的产品外，只有大型企业才能生产，小型企业根本不可能生产出这样的产品；不了解婴儿配方奶粉必然要比成人奶粉贵，价格低廉的一定是假冒伪劣产品。

看来，向广大消费者普及配方奶粉知识势在必行。

3. 多种配方奶粉——适合不同人群更高营养要求

有了婴儿配方奶粉的成功，进而根据不同年龄和不同生理状况的特殊营养要求，厂家又生产出了幼儿配方奶粉，以及适用于中小学生、老年人、孕妇和哺乳母亲食用的相应配方奶粉。另外，还针对某些疾病患者生产出了一些专门的配方奶粉。例如，我国汉族居民中80%以上乳糖酶缺乏，其中36%左右出现症状，即喝奶及食用乳制品后，出现腹部不适、腹鸣，甚至腹痛、腹泻。而从营养科学角度考虑，牛乳又是人体健康每天都离不开的食品。为能让这一部分居民也能吃上奶，从而生产出了无乳糖或低乳糖配方奶粉。此外，还有专门为糖尿病或苯丙酮尿症患者生产的相应配方奶粉。

应该指出的是，有些奶粉，其中增加了钙、铁、锌、维生素D或维生素A等营养成分。这些奶粉只能称强化奶粉，而不是配方奶粉。

奶中黄金：牛初乳

第一，人喝牛奶，不可能挤出来就喝。从奶农将牛奶挤出来，牛奶要经过工厂的消毒、包装和运送，再经过商家之手，才能到达消费者手中。这段时间最快也要三四个小时，甚至半天至一天，牛奶中的免疫球蛋白、活的免疫细胞相当一部分已损失掉。另外，无论巴氏消毒，还是高温消毒，都会把牛奶中免疫活性物质灭活。可见，饮用牛奶，无论鲜牛奶还是纯奶，其中都不再存留免疫活性物质。各种奶粉更是如此。

婴儿吃母乳就不同。他们通过吸吮将乳汁直接吃进体内，母乳中免疫活性物质完全被婴儿利用。生完小孩头些天的母乳，其中免疫活性物质最多。因此，尽管这时的乳汁浓稠，颜色发黄，量也较少，但也应该按时喂奶，不使能够提高婴儿免疫功能的宝贵食品浪费掉。

当前，不管科技多么发达，各种奶粉中还不可能含有免疫活性物质。尽管使出浑身解数，往奶粉里添加 β - 胡萝卜素、核苷酸等有益于免疫的成分，但从增强免疫角度，牛奶或婴儿配方奶粉均无法与母乳相比。刚生完牛犊的乳牛，头 3 天产的奶，被称为牛初乳。这种奶外观黏稠，色黄，具有腥味。同时由于其中脂肪和蛋白质含量太高，人食用后会发生腹泻。因此，牛初乳不能当成普通牛乳销售，过去一律将其丢弃。但是，其中又含有很多免疫活性物质，能不能加以利用？

利用牛初乳最大的问题在于消毒，如果高温消毒其中免疫活性物质就要完全被破坏掉。后来，采用冷冻干燥的办法，使牛初乳变为颗粒状，再给人食用。

牛初乳粉或颗粒,经过临床试验,可以使反复感染儿童以及气管炎等感染性疾病患者病情缓解。另外,牛初乳中还含有生长因子,可以促进儿童生长,并可能促进胃溃疡等的修复。

牛初乳制剂最大的问题在于其消毒方法。低温冷冻很难将牛奶中细菌等病原微生物杀灭,食用存在隐忧。另外,我国牛场对乳牛使用抗生素较普遍;饲料也存在农药污染问题。抗生素及农药污染在牛初乳中的残留量会比普通鲜牛奶高。另外,不少牛初乳产品使用的生产原料,不仅是产犊后3天之内的牛奶,有的使用产后7天之内,甚至2周内的牛奶。这样的产品免疫活性物质含量一定比较低。

还有一些产品,不实事求是的宣传,夸大牛初乳的保健功能,甚至将它当成包治百病的药物进行宣传,误导了消费者。

我国牛初乳的产品主要有:乳珍、各种初乳素、初乳粉以及各种初乳奶粉。

喝牛奶不耐受怎么办

我国一些汉族年长儿童或成年人,喝牛奶或食用奶制品后,发生腹胀、腹鸣不适,甚至出现腹痛和腹泻,这使得这些人不再想喝奶,甚至连奶糖也不再吃一块。研究证实,其主要原因是乳糖酶减少或缺乏,该系列症状被称为乳糖不耐症。

牛奶中含有的碳水化合物是乳糖。乳糖是一种双糖,不能被小肠直接吸收,必须在乳糖酶作用下,首先被消化成半乳糖和葡萄糖两种单糖后,才能经肠道吸收入血。如果人体内乳糖酶不足,便会出现牛奶中乳糖不能被完全消化,从而发生上述消化道症状。哺乳动物生下来是以吃奶求生存的,人也不例外,因此婴儿体内有足够的乳糖酶,以消化乳汁。因先天性乳糖酶缺乏,生下来就不能耐受人奶或牛奶的婴儿极为少见。但中国汉族 5 岁以后的儿童和成年人却有 80% 以上的人乳糖酶不足,其中 36% 有明显症状。白种人和中国牧区的少数民族居民,仅有 5% 左右。

对于已经发生乳糖不耐症的年长儿童或者成年人,也不应该放弃喝奶和吃奶制品。据研究,其中大多数人每天仍能耐受 10 克乳糖。每 100 克牛奶含乳糖约 3.4 克,乳糖不耐受者每天仍然可以饮用牛奶 300 克,即仍然可以喝 1 袋鲜牛奶。当然,每天应当多分几次喝,并应安排在进食其他食物以后。另外,含有乳酸菌的酸奶,其中约 1/3 的乳糖已被消化,更适于"乳糖不耐症"的人饮用。对于症状严重的人,饮用低乳糖鲜牛奶或无乳糖奶粉,完全可以避免不适症状发生。

肥胖者的选择:脱脂奶

肥胖成为一种现代流行病,我国 2.4 亿人体重超重,已有 7 000 万人肥胖。减肥已经成为一种时尚,当今,有些七八岁的小女孩就开始念叨减肥。然而肥胖容易减肥难。减肥要遵循一些原则,有若干措施,不过,限制吃高糖食物、控制脂肪摄入量,这是大家公认的。因为,脂肪产生热能太多,是蛋白质和糖的 1 倍多;过剩的糖会转化成脂肪,贮存于皮下,使人发胖。

有人担心喝牛奶会使人发胖,但牛奶又是人们,尤其是儿童、青少年天天离不开的食品,因为中华民族"全民缺钙",儿童、青少年更加严重。多次营养调查显示,我国各年龄居民膳食钙供给严重不足,只达到推荐供给量标准的50%左右。怎样补钙?应首选食补,即通过增加膳食钙供给途径加以解决,正所谓"药补不如食补"。这才是真正对症下药,因为我们讲的"全民缺钙"指的是绝大多数人膳食钙供给不足,解决途径当然首先从膳食入手。怎样增加膳食钙供给?最为切实可行的办法是天天喝牛奶,因为牛奶中含钙极丰富,每100克(半杯)含钙104毫克。在平日膳食基础上,如果每天再喝上一二杯牛奶,膳食钙便会得到满足。

担心喝牛奶使人发胖似乎有一定道理,因为牛奶中脂肪含量较多,例如,每100克鲜牛奶中含脂肪3.2克,它所提供的热能占全部热能的53%,比规定的膳食热能比例高了1倍多。对于普通儿童、青少年,喝牛奶应该没有导致肥胖的忧虑。因为,牛奶是液体食物,每天喝一二杯,其中所含脂肪有限,不太可能因此而导致脂肪摄入量过多。不能把牛奶与肥肉、奶油、巧克力和西式快餐等高脂食物等同起来。另外,生长发育期的儿童和少年,对脂肪的需要量超过成人。对于超重,或已经肥胖的人则应另当别论。他们如果喝普通牛奶,由于其中脂肪含量过高,可能加重肥胖。最好的办法是喝脱脂牛奶。按国家颁布标准,脱脂牛奶含脂肪≤0.5克(每100克),脂肪提供的热能只占全部热能的15%左右。脱脂奶粉脂肪含量更低,其中脂肪提供的热能仅占全部热能的5%左右。当然,喝脱脂酸奶也是一样。中老年人、高血压、糖尿病、冠心病、脑血管疾病、高胆固醇血症及脂肪肝等疾病患者,也应喝脱脂牛奶。

喝奶也要讲卫生

1999 年夏季,比利时的"二恶英"食物污染事件,轰动全球,人们不敢再吃比、法、德、荷四国的畜产品,同时也不敢食用他们产的牛奶和奶制品。2000 年夏季,日本"雪印牛奶中毒事件",由于乳品葡萄球菌污染,致使万余名儿童和成人中毒。我国由于饮奶致使学生集体食物中毒或家庭散发中毒事件每年都不少见,看来乳品卫生到了必须认真对待的时候了。

我国乳品卫生问题一是产品质量不尽如人意,历次质量检查合格率均比较低,尤其是一些小企业生产的乳品,质量更差。因此,在购买乳品时一定要选择知名品牌。

另外,我国鲜牛奶销售环境太差。一般袋装鲜牛奶均注明:保质期 2 或 3 天,但其保存温度应该在 0 ~ 4℃ 环境下。即按国家标准规定,袋装鲜牛奶应在 0 ~ 4℃ 条件下保存。这不仅要求生产环境如此,同时要求运输和销售时也应保持这样的低温。也就是说,工厂应该用冷藏车将袋装鲜牛奶送到销售商店,商店应放在 0 ~ 4℃ 的冰箱里保存销售。然而,我国大多城市都还做不到这一点,更不要说乡镇和农村了。三四十度高温下,或者太阳直射下照样销售鲜牛奶;送奶公司堂而皇之地用普通三轮车送奶到户;消费者大多并不知道买来的鲜奶要放到冰箱中保存。

如此的销售环境,致使人们饮用的鲜牛奶多数均难保不受细菌污染。鲜牛奶卫生状况不能不引起人们的担忧。为此,买鲜牛奶应该到有冰箱的超市去买那些质量可靠的产品,如果不能做到,为了安全起见,只好饮用质量可靠的高温消毒牛奶(纯奶)或奶粉了。

现在不少人对食品卫生认知水平提高了，在购买食品时要查看一下生产日期和保质期。但是，很少有人注意保存条件。你购买的鲜牛奶，虽然在保质期内，但商店却把它放在室温之内，并未放在 0~4℃ 的冰箱之中。如果在炎热的夏季，虽然它处于保质期中，照样会变质。这样的问题，举雪糕冰棍的例子更能说明。例如，一个品牌的雪糕，其保质期注明 18 个月，但同时它注明贮存温度为零下22℃。如果把它放在室温下，大约半个小时就要融化。

鲜牛奶销售不讲保存温度，是我国乳品市场一大隐匿祸源。

饮奶知识问与答

饮奶似乎是一件很简单的事情，但从现代营养科学和保健学角度，还是有很多问题需要注意。

1. 什么时候喝奶好

多数人习惯早晨喝奶，将牛奶安排在早餐。但是，牛奶中的蛋白质和乳糖等营养成分，要经过小肠充分消化后，变成氨基酸、半乳糖和葡萄糖才能被人体吸收、利用。早晨空腹喝奶，胃肠运动速度过快，不利于牛奶的消化、吸收。因此，应当将牛奶安排在饭后或者进食了一些食物之后再喝较好。

另外，据美国科学家研究，牛奶中含一种以血清素合成的色氨酸，和另一种类似吗啡的天然吗啡类物质——类啡肽。这两种物质都有镇静和催眠作用，因此，晚上喝牛奶有利于人的睡眠。

但对待这一问题也不必绝对。试想，小婴儿从来都是空腹吃奶,他们不是长得很好吗!可见,对这一问题的看法是相对的,什么时间喝奶,都不会有很大差别。

2. 鲜牛奶要不要煮开

袋装鲜牛奶经过巴氏消毒,应该讲可以直接饮用。但是,当前鲜牛奶质量并不如人意,尤其是不能保证在 0 ~ 4℃环境下运输、销售和保存。因此,为安全起见,除冬季,鲜牛奶还是煮开后再喝好。

牛奶煮开对其中营养成分影响并不太大,只是其中维生素 C 受到了破坏,但人们可以通过新鲜蔬菜和水果去满足维生素 C 供给。另外,乳糖稍受损失,其损失程度并不高。

3. 奶里能否加糖

牛奶中乳糖含量比人奶低 1 倍,致使牛奶中蛋白质、脂肪和碳水化合物提供的能量之比不合理,因此,喝牛奶时可以加一些白糖,以每 100 克牛奶加 5 ~ 8 克白糖较为合理,即每袋鲜牛奶加 15 ~ 20 克白糖。

但不应将糖放在奶中同煮。这样会使奶中赖氨酸和白糖分解出来的果糖形成果糖赖氨酸,不利用于人体消化利用,还有损健康。

同时,牛奶中不宜加红糖,因为,红糖中含有草酸和苹果酸,可以使牛奶中蛋白质变性,不利于人体消化利用。

4. 能否用微波炉煮奶

微波加热与用火烧加热不同,它使被加热食物从里向外热,加热更彻底,更快捷。微波炉加热牛奶又快又好,营养损失也比用火少。有人讲微波炉加热牛奶会产生对身体有害的物质,其实,不会出现这样的情况,完全不必有此担心。

但是,不能将塑料袋包装的鲜牛奶直接放到微波炉中加热,这样会产生"二恶英"等有害物质。也不能将屋形、砖形或其他形状复合材料包装的牛奶直接加热,因为这些复合材料中可能包含铝箔,金属材料是不能放入微波炉中的。总之,用微波炉专用器皿盛放牛奶,在微波炉内加热最安全。

5. 酸奶能否煮开喝

不行! 因为酸牛奶中每克约含有 100 万个活的乳酸菌,受热后这些对健康有益的细菌就会死掉。因此,酸奶不能加热。新买回或从冰箱里取出的酸牛奶应当直接喝。如果有人实在怕凉,也只能用四五十度的温水将酸奶泡到30 多度再喝。

6. 牛奶能否冰冻保存

有些人将购买回来的鲜牛奶放到冰箱的冷冻室里冰冻,饮用前化开再喝。这是不行的。因为,冰冻后牛奶中的蛋白质和其他营养成分会发生变性,再遇热就会产生沉淀,使营养遭受损失。同时,牛奶中脂肪上浮会产生异味。

可见,牛奶不能冰冻。

7. 现挤的牛奶是否更好

有些奶农将奶牛拉到集市,现挤现卖。有人认为这样的牛奶更新鲜,同时现场挤也会保证质量。其实不然,牛奶公司收购牛奶后,要进行比重、乳脂肪等项检查,不合格的奶不能上市。现挤的奶营养成分未必合格。

另外,奶牛最易发生乳腺炎,奶农常常给奶牛使用抗生素。如果人们随饮奶吃进去抗生素,可能会发生过敏等一系列毒副作用;同时,也会培养体内细菌的抗药性,以后有病需要使用抗生素时,效果会大为下降。

再有,牛的结核病可以传染给人,如果喝了含有牛结核菌的牛奶,可能会引发肠结核。没有经过检验的现挤牛奶是不安全的。

可见,牛奶必须经过消毒才能喝,市售鲜牛奶是经过巴氏法消毒的。

8. 没有奶皮的牛奶是否质量不好

许多人反映,现在的袋装奶煮后上面没有奶皮,是不是厂家将奶油提出去了。这是误解,现代化牛奶生产要求有一个均质化过程,即将奶油打散,使它不浮在牛奶表面,这样更有利于人体吸收利用。因此,没有奶皮的袋装鲜牛奶照样可以是合格的好牛奶。

含乳饮料莫当奶

由于牛奶促进人体健康的科学道理日益深入人心,天天喝奶已逐渐成为一种时尚。但随之而来也出现一些本不该发生的问题,用含乳饮料代替牛奶食用便是其中一例。

我们讲的"奶",包括液体奶(如鲜牛奶、"纯"奶和各种花色奶)、发酵奶(如酸奶)和固体奶(如各种奶粉)。这些液体乳液或按说明调成的奶粉乳液,其中各种营养成分应接近鲜牛奶,不应额外兑水。例如,每100克乳液中蛋白质含量不得低于2.5克。也就是说,各种商品名称的"奶"或"乳",必须确保其营养成分,其中蛋白质含量不得低于2.5克/100克。否则,就只能称含乳饮料,而不能叫

"奶"或"乳"。

含乳饮料与各种"奶"或"乳"不同,从根本上讲它是饮料,而不是奶。虽然其中包含必备的牛奶成分,但更多的是水。从蛋白质含量上不难看出它与奶的区别。"奶"或"乳"蛋白质含量不得低于 2.5 克/100 克;而乳饮料或乳酸菌乳饮料不低于 1 克/100 克;乳酸饮料或乳酸菌饮料不低于 0.7 克/100 克。由此可见,含乳饮料的蛋白质等营养成分只相当于鲜牛奶的 1/3 左右。

很多家庭将口味较好,易于被儿童接受的含乳饮料当成牛奶给孩子喝;有些学校甚至选择含乳饮料作为学生奶给学生饮用。这样做危害极大,因为长此以往,势必影响儿童的营养以及体格和智力发育。

为什么那么多人误将含乳饮料当成奶去给孩子们食用呢? 主要原因便是缺乏必要营养知识,不了解含乳饮料归根结底是一种饮料,它虽然含有奶,但其食用价值与牛奶不同。

厂家误导宣传,也是产生这一问题极为重要的原因。很多厂家将含乳饮料称为"××奶",更多的厂家将含乳饮料当成奶进行宣传。几乎所有的含乳饮料都在标签上将饮料两字尽量隐蔽。将"××AD 钙奶"写得很大,而将"饮料"两字写得极小,让人们不刻意去看便看不到。前些年,我国对含乳饮料的监管不力,致使这一问题越来越严重。近两年这一问题比以前有所好转,如中国消费者协会就发出过消费警告:不要用含乳饮料代替牛奶。

我们反对以含乳饮料代替牛奶食用,但并不反对人们将含乳饮料当成饮料去喝。在各种饮料中,含乳饮料独树一帜,它在解渴的同时,还具有一定营养价值,有的还加用了对人体有益的乳酸菌。

含乳饮料包括两大类,一类为发酵型含乳饮料,其中除牛奶成分外,还加入乳酸菌发酵,对人体有较好的保健作用。另一类,虽然口味也酸酸甜甜,但其中却不含乳酸菌,是用酸味剂调配而成,称配置型含乳饮料。消费者在购买时应加以区分。

当前，许多家庭安装了饮水机，放弃自来水而饮用起纯净水和矿泉水来。各种果汁饮料、茶饮料、咖啡和可乐，也成为许多人的新爱。

但宋教授却讲，当前人们的主导饮水应当是白开水。从健康角度，不能以纯净水和矿泉水代替自来水，成为主导饮水。当前最佳饮水为白开水，以后则是提高了质量，拧开水龙头就能直接喝的自来水。

另外，宋教授还告诫：果汁型饮料不能天天喝；咖啡、可乐不可喝得太多。

第 **5** 篇
编 辑 提 示

第 5 篇

现代人喝什么

　　对于至今仍然饮用河水、江水或井水的贫困地区居民,喝上自来水是他们世代的企望。但对于不少喝腻了自来水的人,却试图改弦更张,去喝更"现代化"的水。君不见,不少家庭、学校和机关已经安装了饮水机,放弃自来水而饮用起纯净水、矿泉水来。甚至有人连煮饭烧菜都用纯净水。这也难怪,当今市场上各种水和饮料品种繁多,五花八门,让人目不暇接,像什么蒸馏水、纯水、纯净水、太空水、活性水、活化水、碱性水、离子水、富氧水、高富氧水、生态水、生命水、融水、π-水、LF-水、life-02、冰川水、冰点水;矿泉水、矿化水、矿物质水;咖啡、可乐、茶饮料;橙汁、橘子汁、酸枣汁、椰子汁……数不胜数。

　　时代在前进,随着人们生活水平的提高和科技的进步,人们的衣、食、住、行会发生天翻地覆的变化,饮水也不例外。

　　那么,现代人应该喝什么水?

生命之水:生命活动的必要条件

　　生命是在水中开始的。陆地上的动物都是来源于水生物种,胎儿也是生活在羊水之中的。人体各种成分中含量最多的就是水分了;孕 2 个月时的胎儿含水量高达97%,竟比嫩黄瓜含水还多;新生儿含水量占体重 75% ~ 80%,婴儿约占 70%,儿童约占 65%,成人也约占 60% 之多;人的血液、唾液、乳汁、尿液、汗液等 90% 都是水分;心、肝、脑、肾、肺、肌肉和皮肤中含水 70% ~84%,就连最坚硬的骨骼中也含水 30% 左右。可见,水在人体中的重要作用。

生命活动离不开水。人体的心脏、肺、肾脏、脑以及胃肠道等都是维持生命的重要器官,然而它们的生理功能无不是在水环境中进行的。心脏外面是心包,心包中不是干燥的,其中存在一些心包液,以利于心脏的运动。肺外面的胸腔液,胃肠外面的腹腔液等,都是这些相应脏器运动的必要条件。可见,水作为身体内一种润滑剂,是生命活动必不可少的。

食物是人赖以生存的必备因素,但食物变为营养物质被机体利用,其间每一个程序都离不开水。食物经过咀嚼变为糜团才可能下咽,离开水的湿润,食物是无法变为糜团而被咽下去的。食物消化要靠多种消化酶,它们存在于各种消化液中,如唾液、胃液、肠液、胰液和胆汁等。成人每天有 7 000 毫升左右的消化液分泌。消化液中主要成分是水。没有水,消化酶便无处依存,而人体对食物的消化作用也无法进行。当然,被消化了的食物的吸收也需要在水环境中进行。如果没有水,即使遍地是营养品,人还是照样要饿死。

营养物质要想变为身体自身的成分和生命必须的能量,要经过一系列复杂的化学过程,即代谢过程。代谢过程中每一步化学反应无不需要在水的环境中进行。没有水人体代谢便无法进行,人的生命也便无法维持。

代谢过程中必然要产生许多废物。这些废物如不及时排泄出去,人体就会中毒,生命照样不复存在。代谢中产生的气体废物,靠肺呼吸排出体外,而更多的液体和固体废物则要靠肾脏和其他排泄器官,通过尿液和汗液等排出体外。没有水这些废物就无法溶解,无法排出体外,人身体中必然废物堆积而无法生存。

人是高等动物,生命活动需要在相对恒定的温度下进行。体温增高会危害健康,超高热还会致人于死地。但是,代谢在不断进行,体内会不断产生出热量。不随时进行调节,体温便会不断升高。人毕竟是恒温高等动物,可以通过神经中枢不断调节体温,使之相对恒定。体温调节的重要过程是通过皮肤蒸发来散热,有时还通过出汗来协助体温调节。当然呼吸时由于水分呼出也会协助散失一定热量。这些都是需要水分的。没有水,体温调节是很难进行的。有一种人由于先天因素,皮肤中缺乏汗腺,还有特大面积烧伤病人的皮肤大面积被疤痕代替,汗腺大量减少,这两种人都因为皮肤蒸发和出汗功能减退而不能很好地调节体温,夏季他们可能常常发高烧,因此他们很难正常生活。可见,水对人体温度调节的重要作用。

一个人绝食而不断水可能生存几十天。印度民族英雄甘地,在殖民者监狱中绝食不断水31天生命无恙;国内外冲击吉尼斯绝食记录者甚至使绝食不断水记录达到四五十天。但是,一个人如果断食又断水,一周左右时间,就可能丧生。我国唐山大地震时,一位叫卢桂兰的妇女,被埋在建筑物中断食、断水13天而幸存,可谓创造了人间奇迹。由此不难看出,水对健康以及生命的重要决不亚于食物,人体对水的需要甚至远远超过食物。一个人如果由于饮水不足、大量吐泻或出汗,使体液损失达到体重的2%,就有口渴症状出现,需要及时补水;失水超过体重5%,就会发生脱水,对身体健康造成危害;失水超过体重的20%就会危及生命。

一个成年人,每天需要从体外摄入的水分总量约为2.3升,其中食物提供约1升,需另外饮水约1.3升。但据美国哈佛大学米修博士对4.8万名男性10年追踪研究表明,每日饮水量平均2.5升者比1.3升者膀胱癌患病率减少49%。当然随周围环境温度、湿度以及运动量的不同,对水的需要量也会有很大变化。一般讲,微微感到口渴就去饮水,基本上就可以满足人体对水的生理需要。因此,为了预防疾病,不要到口很渴时才去饮水,感觉微渴即饮最好。

对于一个肾功能良好的人,大量饮水不会有问题,但对于出生不久的小婴儿和年老衰弱者,或者肾功能衰竭者,就不能过多饮水。对于这些肾功能不健全的人,过多饮水可能诱发水中毒,不但影响健康,甚至可能危及生命。

无可替代:矿泉水、纯净水不能代替自来水

人饮水,不但为了解渴,满足身体对水的生理需要,同时也随水摄入矿物质和微量元素。也就是说,饮水也同时作为人体矿物质和微量元素的重要来源。人体对矿物质和微量元素的生理需要是有一定限度的,只有保持在一定范围才能保证健康。反之,太多或太少都不行,都可能危害健康或者引起疾病。

我国是矿泉水生产大国,产量占世界1/10以上。许多家庭近年来已将矿泉水作为主导饮水。矿泉水与自来水主要区别在于其中某种矿物质或微量元素的含量高,对特定人群有保健作用。关于矿泉水的界限指标国际上尚

无统一规定,按我国现行制度,只要锶、锂、锌、硒、碘、溴、偏硅酸等一项超过自来水含量,而又在可饮用限度之内,即可被批准开采。因此,矿泉水是有不同类型的。如碳酸、硅酸、锶、锌、硒、碘等矿泉水。

综上可见,饮用矿泉水应有针对性,缺什么补什么最好。例如,有缺锌症的儿童饮用高锌矿泉水就会有益处。反之,如果并不缺锌,饮食中的锌供给又很充足,就没有必要饮用这种矿泉水。矿物质和微量元素长期过多进入人体,可能引发某种疾病,最常见的就是肾结石。另外,德国曾报道一名 4 岁儿童,由于硒入量过多导致呕吐、腹泻,甚至抽搐。美国也有报道因硒过量而引起脱发和脱指甲的。

当前我国矿泉水消费普遍具有盲目性,大多消费者不了解每种矿泉水的成分并不相同,保健作用也不相同,并不是每个人都适宜饮用矿泉水。因此,他们只是将矿泉水当成一般解渴的水去喝。有些人将矿泉水代替自来水饮用,他们盲目地认为矿泉水比自来水"好"。这是一种误解。常年这样使用,将会对健康造成不良影响。儿童对水的需要量比成人相对为多,但肾脏滤过功能又不及成年人,对过量的矿物质和微量元素更为敏感。因此,儿童更不能将矿泉水作为主导饮品。

近几年纯净水红火了起来,并且有着多种多样诱人的名称:蒸馏水、净水、纯水、纯净水、超纯水和太空水等。究其走红原因,一是缺水。据统计,全国有 300 个城市缺水,50 个城市严重缺水。近些年曾出现:蚌埠水贵;无锡"天下第二泉"干枯等现象。第二,由于工业污染,使个别城市自来水质量下降。第三,毋庸讳言,不少消费者被广告中"纯"、"超"及"太空"等词汇诱导,同时也被高价位蛊惑,据报道,上海市纯水价格曾一度超过牛奶。

这类水制品是通过蒸馏、过滤、渗透或电解等方式对自来水进行处理的。原意是去除水中工业污染物如氯仿、四氯化碳、挥发性酚、余氯等，同时也能去除微生物污染物如细菌、藻类等。例如，纯水器就是利用电解和反渗透原理进行工作的。但是纯水生产不分青红皂白，同时也将自来水中的矿物质和微量元素去除一大部分。我们知道，人体的矿物质和微量元素有相当一部分是从饮水中获得的。长期将纯水当成主要饮用水，可能使人体某些矿物质或微量元素摄入不足，对健康造成不良影响，对正处于生长发育期的儿童的健康而言更是如此。

另外，市场所售纯净水、矿泉水产品质量也并不令人满意。据抽查，个别产品细菌总数竟超标8倍多；有的电导率公然超标30多倍；2004年9月广西质监局抽查36种大桶纯净水和矿泉水质量，矿泉水合格率竟然只有21.43%。即使是合格的桶装产品，一旦启封与空气接触，便可能有空气中的细菌进入，产生2次污染。家用净水器，如不能按规定定期更换活性炭和超滤薄膜等，同样也会造成2次污染。更让人忧虑的是，当前人们饮用的桶装纯净水或矿泉水，盛水的桶不少是用废旧塑料瓶、光盘、废针管等垃圾塑料制作，其中包含多种致癌的化学物质。

综上可见，矿泉水或纯净水长期作为主导性饮水不宜于人体健康，至于作为上街或出门旅行等饮用水使用，当无不可。

当前，我国大中城市自来水均能达到国家颁布的35项标准，白开水是最符合人体生理需求的饮水。应当将白开水作为人们的主导饮水。

当然，我国自来水标准还比较低，还不能直接生喝。今后，我国应当在提高自来水质量上下工夫，希望"拧开水龙头就喝水"的日子早些到来！

喝出的毛病:果汁饮料综合征

　　随着生活水平的提高,人们对"天然营养"和"回归自然"的追求也日益强烈,随之而来的是果汁饮料进入千家万户,成为许多人的伴侣。

　　然而,果汁饮料中的人工色素危害却不容忽视。过量色素进入体内,容易沉着在消化道黏膜,引起食欲下降和消化不良。过量色素在体内蓄积,还会干扰体内多种酶的功能,对新陈代谢和儿童体格发育造成不良影响。

　　英国南安普敦大学的研究人员对 100 名儿童调查发现,其中 70% 以饮料代替水。这些孩子常常表现为食欲不振、多动、脾气乖张和身高、体重不足。他们将这种情况称为"果汁饮料综合征"。

　　美国阿尔伯特·爱因斯坦医学中心对 100 多例贫血儿童进行回顾性调查发现,其中 80% 以上有过多饮用果汁的嗜好。研究认为果汁中含有大量果糖,会阻碍人体对铜的吸收。铜是人体必需的一种微量元素,缺乏它将会影响血红蛋白的生成,从而导致贫血。

　　国内调查资料表明,嗜饮果汁饮料的儿童体格发育呈现两极分化倾向:要么过瘦,要么过胖。市售果汁型饮料中糖分含量过高,对于食欲本不旺盛的儿童,则他们从饮料中获得不少热能,从而影响正餐进食。长此以往,必然造成蛋白质、某些维生素、矿物质和微量元素摄入不足,影响体格和智力发育。而对于本来食欲旺盛儿童,则使他们在正餐之外,又从饮料的糖分中获得过多能量,造成能量入超,入超部分的能量便会以脂肪形式贮存起来,结果导致或加重了肥胖。

现在城市职工都有了双休日,为了满足对果汁的偏爱,家庭无妨自制果汁和蔬菜汁,这种自制饮料中既不加色素、香精,又可少加糖,家人在饮用中可获得足够维生素、矿物质和微量元素,同时又能保证清洁、卫生,何乐而不为!

近年国内外对果汁型及碳酸等类饮料中添加的人工合成甜味剂格外关注。中国消费者协会从北京市、河南省新乡市、开封市及郑州市市场随机抽取 98 种不同品牌饮料进行检测,结果 61.2% 含有人工合成甜味剂,其中含糖精的占 55.1%,有 27 种使用了人工甜味剂而未在标签中注明。据检测,中小城市和农村市场出售的饮料中,90.91% 含有糖精。这里讲的人工合成甜味剂包括:糖精、甜蜜素、安赛蜜以及甜味素等,这些物质不被人体吸收利用,不是人体的营养素,对人体无益,多用还对健康有害。

以糖精为例。糖精也称糖精钠,是以石油化工产品为原料制成的。在规定用量下无害,但多用会损害健康,甚至发生中毒。据研究,糖精过多会影响肠道消化酶的分泌,降低小肠消化能力,并使食欲减退。1997 年加拿大学者通过动物试验观察到,糖精可诱发雄性大鼠产生膀胱癌。据报道,我国有一名 49 岁男子,觉得糖精既便宜又好吃,遂用西红柿蘸糖精水吃,每天吃 2～3 次,连续吃了 3 天,共食入糖精 1.5 克。2 周后因为糖精中毒而发生血小板减少性紫癜,出现皮下出血、呕血及便血,血小板只及正常人 1/7。另外一对 14 岁和 11 岁的兄妹,拿糖精片当糖吃,前后共吃了 80 余片(含纯糖精 2 克),结果因糖精急性中毒而昏迷,并发生心、肾功能衰竭和肺水肿,几乎丧命。可见,过多食用人工甜味剂对健康的危害非常大。

饮料中除含人工甜味剂外,还可能含有人造色素和香精,饮用过多,同样会损害健康。

1999 年 6 月，比利时数百名儿童由于饮用可口可乐而患病住院，其中有的孩子还出现溶血现象。此事件轰动了欧洲和全世界。

看了以上事例，还能放心地无限制地喝市场上销售的饮料吗？我想起码应当节制饮料，至少不能天天喝。偶尔喝饮料时，也要睁大眼睛，选择合格产品。

咖啡、可乐：多则为患

人们发现并使用咖啡已有几百年历史了。15 世纪随着咖啡豆烘制和研磨技术的发展，咖啡作为一种饮料在中东普及开来。17 世纪咖啡被带到欧洲，很快风靡欧洲，并逐渐传播于世界各地，成为世界著名三大饮料之一。

咖啡的主要成分为咖啡因。据测定，咖啡液体中含咖啡因 1% ~2%；速溶咖啡含量更高，达到 3% ~4%。1 杯煮咖啡中约含咖啡因 150 毫克。这种咖啡因与医学上用作兴奋剂的咖啡因为同一种物质。

短时间大量饮用咖啡，可以使人中毒，甚至引起死亡。据研究证实，在一二小时内连续饮用 3 杯咖啡，就可能出现情绪紧张、忧虑、呼吸短浅等症状；饮用 10 杯以上，可能引起耳鸣、说胡话、狂躁、视物模糊、心律失常、气急、肌肉紧张和震颤等中毒症状。连续饮用 100 杯以上，则可导致死亡。据说，法国文豪巴尔扎克就是因为嗜饮咖啡过量，而过早离开人间的。多饮咖啡还能诱发心脏病。美国几位医学家研究均发现，一个人如果每天喝 5 杯以上咖啡，患心脏病的几率比不饮咖啡者高 2 倍。

通过大量研究发现，嗜饮咖啡还会对健康造成如下危害。

（1）人们普遍以为，喝咖啡使人兴奋，有助于提高工作效率。其实不然。澳大利亚一位心理学家做过一项调查，结果表明，每日喝咖啡超过 5 杯的人，理解能力有所下降，较难应对复杂的工作；喝咖啡过多，使人情绪急躁、工作效率下降。

（2）美国科学家发现饮咖啡者尿钙增加一倍，即钙排泄增加。因此，久饮咖啡可影响骨骼健康，增加中老年人，尤其是绝经后妇女骨质疏松发生的机会。

（3）美国学者研究发现，育龄妇女每日饮 1 杯咖啡，受孕机会就减少一半，喝得越多，怀孕机会就越少。有专家认为，西方妇女生育率低，可能与大量饮用咖啡有关。孕妇嗜饮咖啡，婴儿出生后可能出现体质衰弱、呼吸和心率加快等症状；甚至会损害胎儿心脑发育，致使胎儿畸形或罹患先天性心脏病。哺乳母亲嗜饮咖啡，咖啡因可以通过乳汁进入婴儿体内，使婴儿变得胆怯或激动不安。

（4）儿童常饮咖啡，可引起烦躁不安、食欲下降、失眠、记忆力降低，使儿童不能专心学习。

咖啡因还会破坏儿童体内维生素 B_1，引起维生素 B_1 缺乏症。

（5）咖啡因还可能引起肠痉挛，因此常饮咖啡的儿童容易发生不明原因的腹痛。儿童常饮咖啡还会影响进食量，造成身材矮小。

可口可乐是风行世界的另一种饮料，经销 150 余个国家，每年销量在 2 亿瓶以上。这种饮料除含糖、碳酸水和磷酸外，还有不到 1% 的重要物质，其成分几十年来一直不被世人所知。可口可乐和其他品牌的可乐，均是含咖啡因的饮料，据报道，一大瓶可乐含咖啡因 50～80 毫克。常饮可乐，可能引发与常饮咖啡同样不良的后果。

同时，人们饮咖啡时常常要加糖；可乐也是一种含糖饮料,儿童经常饮用,还可能引发与"果汁饮料综合征"同样后果,即体格发育两极分化:要么太瘦,要么太胖。

为了身体健康,不要过多饮用咖啡,尤其不能养成大量嗜饮咖啡习惯;儿童、孕妇和哺乳母亲,更应远离咖啡和可乐。

主导饮用水:白开水

现在饮料市场空前繁荣,商品琳琅满目,只要进行一定投入,几乎要喝什么就有什么。某些城市居民认为纯净水质量优良,于是大桶大桶地购买,代替自来水饮用,甚至用以煮饭烧菜。不少中小学校,安装饮水机,供学生饮用纯净水或矿泉水之用。但是,1995 年福建省教委规定:中小学生上学不准带各种饮料,只准带白开水或茶水。无独有偶,同年台北市各中小学校也发起喝白开水运动,并禁止在校园内贩卖饮料。1997 年夏季,上海市教委也规定,各中小学校不准安置纯水机。面对此种十分矛盾的现象,现代人到底喝什么水好呢?

从科学的角度讲,喝白开水最能解渴。所谓解渴就是满足人体对水的生理需要。人体一般从以下 5 个方面消耗水,即肾脏消耗(通过尿)、呼吸消耗、皮肤蒸发、出汗和肠道消耗(通过粪便)。白开水最适于满足这几个方面的生理需要。只有满足这几方面水的消耗,才能使人体水的出入达到平衡,满足人体健康需求。

白开水是由自来水煮沸而来。自来水主体成分是水,但其中还包含多种矿物质和一些人体需要量极少的微量元素。按照规定,我国居民饮用的自来水,应当符合 35 项卫生指标,除感观及细菌含量等项指标外,对矿物质和微量元素,如钠、钾、钙、镁、锌、铁、铜、氟、碘和硒等均有明确规定。矿物质和微量元素是人体必需的营养素,不能缺乏,也不能过多。例如,水中碘过低,会引起地方性碘缺乏病。水中硒过低,会引起地方性克山病和大骨节病。水中氟过低,引起人体氟缺乏,而导致龋齿;如果氟过高,会引起人体慢性氟中毒,而出现氟斑牙和氟骨症。

我国城市自来水都能达到国家卫生标准,可保障人体健康。水是人体每天都离不开的一种维持生命的物质,只要其中一项指标长期不能达标,都会损害人体健康。20世纪60年代,经研究认为广州市自来水中氟含量不足,从1966年开始实行自来水氟化(加氟)。10年后调查发现,儿童氟斑牙增加,而且发现龋齿患者同时患氟斑牙,这说明出现了人体氟的过量。后经调查证实,广州市居民通过饮食等途径,按照原来自来水中氟含量已能达到生理需要,增加自来水中氟含量,反而使氟供给量过多,故于1983年停止了自来水加氟。由此可见,符合卫生标准的自来水,是保证人体健康的最佳饮水。

有人认为,发达国家居民必然以纯净水等“高档水”为主要饮水。其实不然,有2亿多人口的美国,每年不过消耗纯净水4.25亿加仑(美制1加仑等于3.785升,全书同),折合每人每年消耗2加仑,每天不过消耗25克(1/8杯)。自来水仍然是世界各国居民的主要饮水。

综上可见,从维护健康角度出发,过去、现在和将来,自来水(白开水)都应该作为主要的和不可替代的最佳饮水。

喝什么听自己的：向广告说 NO

打开电视机，拧开收音机，展开报纸，翻开杂志，各种饮品广告映入眼帘，冲击耳膜。刚刚步入商品大潮的中国，饮品突然多了起来。过去人们想买点饮料，能找到的不过是汽水、橘子汁，区区几种。当今仅果汁饮料便有柠檬汁、苹果汁、杨梅露、橙汁、粒粒橙、芒果汁、椰子汁、酸枣汁……不下几十种；市场上进口的、合资的、国产的可乐也有十数种。在数不清品牌的矿泉水走红之后，又冒出了蒸馏水、纯净水、纯水、离子水和太空水。炎热的夏季，中国俨然是一个饮料的王国。

面对铺天盖地的广告，琳琅满目的饮品，你到底选什么？

一位青年说：买好的。

什么是好的？

有的人说：价格高就是好的。

有的说：包装好看，"够档次"的就是好的。

有的说：进口的比国产的好。

我说：未必！价格高的、包装"够档次"的、进口的，未必一定有益于健康。对健康有益的，才是好的。

如何面对广告？首先应当明确角色位置。消费者与厂家、商家并不在同一位置上：消费者购买饮品要求既要对健康有益（起码不能损害健康），同时又经济实惠；厂家、商家以经济利益为第一目的，赚不到钱，甚至赔钱，厂家和商家便不会去生产、经营。再优秀的厂家、商家，再具有社会责任感的厂长、经理，也都不会放弃工厂和商场自身的经济利益。明白了这一层，便会正确看待作为他们促销手段的广告。也就是说，"王婆卖瓜，自卖自夸"的现象普遍存在于广告之中。虽然我国有广告法制约，但夸大仍然不可能被排除于广告之外。更何况，利欲熏心者大有人在，虚假广告屡禁不止。

有的广告发布者利用消费者医学知识的匮乏，引起其误解，从而达到促销的目的。如有一则经常发布的广告说：某种水含氧量高，可以让人们喝氧。稍有医学常识的人都会知道，氧主要通过肺进入人体，喝了凉风人们还腹鸣、腹痛呢，怎么能够喝氧！但据说这则广告效果居然很好，这种产品还较畅销。

有的广告本无懈可击，产品质量也很过硬，但是产品对人体的负面影响一般人却不知道，不该饮用的人也去饮用了。例如，有一种杯，能够产生磁化水，这种水有分离胆囊、肾脏中的草酸盐和碳酸盐结晶的作用，甚至还可能有软化心、脑血管的作用，从而预防胆、肾结石和心脑血管病，对中老年人健康有益。许多中老年朋友便常年用这种杯饮水。但据研究证实：磁化水能够促进钙离子游离，具有骨质疏松和有此倾向的中老年人不宜饮用。此外，磁化水还会抑制肠道中对人体有益细菌的生长，因此，肠道功能紊乱者也不宜使用。然而，我国具有肠道功能紊乱和骨质疏松的老年人又何其多也。并不是人人都适于饮用的饮料还很多，如运动型饮料、可乐和各种含糖饮料等。

看来，面对饮料，也不能跟着广告的感觉走，要以平常心对待饮品广告。学习一些营养保健常识是十分必要的，如果有保健医生或营养医师指导就更好了。

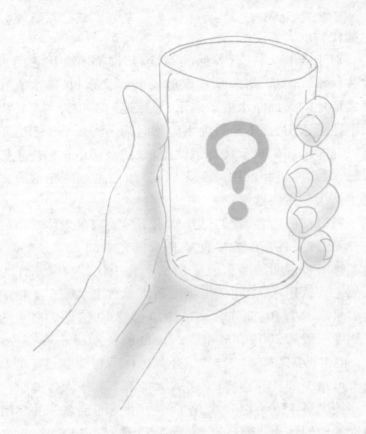

明天喝什么:纯净水、矿泉水,还是白开水

　　首先,要明确一个概念,那就是饮料与饮水的区别。饮水,即饮用水,系指为满足人体对水的生理需要的主要来源;而饮料只能是短时间代替饮水或为满足口味、营养、保健等要求,少量饮用的饮品,它不应该成为主要饮用水。当前人们普遍忽视了这一原则,社会上流行的"一代自来水,二代碳酸饮料,三代矿泉水,四代纯净水,五代离子水"的说法,就是典型代表。这一说法将饮用水与饮料混为一谈,完全等同起来。常年饮用的水与一时性饮品的成分与质量要求有极大区别,前者能够代替后者,而后者却

不能代替前者。

对于碳酸饮料、营养保健型饮料，谁都不会用它们去代替饮水。但是，当前众多家庭安装了饮水机，不少人大桶大桶地购买纯净水或矿泉水，显然他们不是为满足外出旅游路上饮用，也不是只为出门临时喝一喝。不少家庭不但以纯净水或矿泉水代替了饮用水，甚至还用它们烧菜做饭，为婴儿冲奶和饮用。毫无疑问，他们是以纯净水或矿泉水作为了主要饮水。

通过前面内容，我们已知饮水不但要满足人体对水的生理需要，而且要作为矿物质和微量元素的一部分来源。为了进一步说明纯净水或矿泉水不宜于代替自来水作为人们主要饮用水，在此举出下面数字。自来水所含矿物质为矿泉水的 1/10，而同时又是纯净水的 10 倍。矿泉水的矿化度一般为 200～300 毫克/升，自来水为 20～30 毫克/升，而纯净水只有 2～3 毫克/升。矿物质和微量元素是人类不可缺少的营养物质，太多或太少都不利于人体健康。

美国科学家为白开水起了一个很美的别名——复活神水。他们认为：烧开的自来水冷却到 25～35℃时，氯含量最少，水的表面张力、密度、黏滞度等都会发生变化，增加了水的生物活性，最适合人的生理需要。我国对自来水质量有着严格要求，国家《生活饮用水卫生标准》对饮用水的水质共规定了 4 部分 35 项指标。1999 年 5 月国家建设部向社会首次公布城市水质情况月报，规定每季度公布一次 35 项指标及分析结果。首次公布的城市自来水主要 4 项指标结果表明：北京、上海等 17 座大城市自来水100% 合格；全国重点城市合格率为 98.25%。应该说，我国重点城市自来水质量是合格和可靠的，可以放心饮用。

但是，我国现行的《生活饮用水卫生标准》是 1985 年制定的。这一标准比发达国家要低，例如，美国为 93 项，欧共体为 85 项，日本为 66 项，都比我国现行标准项目多 1 倍左右，因此，我国的自来水不能直接生喝。我国目前对自来水消毒采用氯为消毒剂，而水中残留氯对人体健康有不利影响，应当采用臭氧等更好的办法消毒。另外，城市高楼一般采取 2 次供水办法，即将自来水首先泵入楼顶水房之中，然后再进入用户管道。这种办法，如果管理不善，存在 2 次污染可能。

当前国内市场出现了"矿物质水"，其设计者的思路是：矿泉水矿物质含量过高，纯净水矿物质含量又太低，故往纯净水中加入适量矿物质，以适合人体生理需要。我们知道，纯净水是用自来水生产出来的，在生产过程中将自来水中绝大多数矿物质"净化"掉。而"矿物质水"又要再把矿物质加回到纯净水之中，显系舍近求远之举，用自来水煮沸消毒，岂不更直接。显然，今后提高我国居民饮用水质量的主要出路，在于提高自来水的质量，使之更符合人体对水、矿物质和微量元素的生理需求，这种做法既经济，同时又安全卫生。西方国家一般采取分质供水的办法，他们将饮用水与生活用水分不同管网供给，对饮用水进一步实行深加工净化处理。据报道，对北京、上海及宁波部分居民区已尝试分质供水。相信中国人拧开自来水笼头就可以获得直接饮用水的日子不会太遥远。

总之，当前民众最佳饮水应当是白开水，今后应当是提高了质量的自来水。

冷饮：让人喜欢让人忧

盛夏烈日炎炎，身热如焚，适量吃些冷饮，使人暑热顿消，心舒气爽，对于防暑降温大有裨益。

然而,一日食 10 多根冰棍或五六只冰淇淋,或饮数瓶冰冻饮料者却大有人在。却不知,过量贪食冷饮在无声无息地损害着人们的健康。

1. 冷饮并不解渴

当人们大汗淋漓地行走在马路上,吃上几只冰棍或冰淇淋,或者喝上一瓶冰冻饮料,全天臭汗立消,顿觉通体透凉,爽快无比。但几分钟过后,口渴又现,有人只好再用冷饮。用过之后,比原来更渴。原来,冷饮并不解渴。

人为什么会口渴?

原来,当人体内水分不足时,便会刺激位于大脑下方丘脑部位的口渴中枢,使人产生口渴感,人们便会去饮水,直至将体内水分补足。这是人体的一种生命本能。

当人体的血浆渗透压提高时,虽然体内并不缺水,也会感到口渴,也会去饮水,直至将体内渗透压调节到正常水平为止。平时输液用的生理盐水,就是 0.9% 的氯化钠溶液,它与血浆渗透压一致。5% 的葡萄糖溶液也是如此。如果饮用高浓度的食盐水,就会越喝越渴。冷饮中含有较多糖分,同时还含有脂肪等物质,其渗透压远远高于人体的血液,因此,食用当时虽因降低了消化道温度,会感到一时凉爽,并暂时掩盖了口渴感觉,但几分钟过后,胃肠道温度复升,便会使人感到口渴,而且会越吃越渴。最好的解渴办法是饮用凉开水、茶水、矿泉水、纯净水或运动型饮料。

2. 贪食冷饮——胃肠不适会找上你

贪食冷饮使胃肠道局部温度骤降,虽然可以暂感凉爽,但却使胃肠道黏膜小血管收缩,局部血流减少,久而久之,必然影响消化液的分泌,影响胃肠道对食物的消化吸收,影响人体消化功能。

不仅如此,这还会诱发肠痉挛,使一些儿童、青少年不明原因的经常腹痛。

夏季人体胃酸分泌减少,消化道免疫功能有所下降,而此时的气候条件恰恰适合细菌的生长繁殖,因此,夏季是消化道疾病的高发季节。当前冷饮市场卫生状况并不令人满意,不符合卫生标准的冷饮产品随处可见,贪食冷饮显然会增加消化道感染的机会。因此,人们不可贪食冷饮;适量食用时也应选择质量可靠的产品,而不可盲目购买街头冷饮。

3. 贪食冷饮——营养不良的朋友

上海市对13万名大中小学生进行的检测,出现令人吃惊的结果:营养不良发生率高达24%,虽然其中70%属于轻度。吃饱了的儿童、青少年为什么会营养不良?原因当然是多方面的,但贪食冷饮、过多饮用饮料也是其中重要原因之一。

冷饮或饮料中虽然也含有一些营养物质,但其中常常以糖(碳水化合物)为主,而人体所需要的蛋白质、矿物质、微量元素和各种维生素含量都极少。有些冷饮中脂肪含量又过高,使得其中营养素严重失衡。如果长期嗜食冷饮或嗜饮含糖饮料,影响正餐营养,势必会导致营养不良。下面仅将几种冷饮、饮料所含营养物质与瘦肉、牛奶做一比较。

表5.1　几种冷饮、饮料与瘦肉、豆腐、牛奶营养比较

品名	蛋白质（克/100 克）	脂肪（克/100 克）	碳水化合物（克/100 克）	能量（克/100 克）
瘦肉（里脊）	20.2	7.9	0.7	155
北豆腐	12.2	4.8	1.5	98
牛奶	3.0	3.2	3.4	54
橙汁汽水	无	无	5.1	20
紫雪糕冰棍	2.6	13.7	23.6	954
冰淇淋	2.4	5.3	17.3	527

　　从表5.1可以看出,橙汁汽水中除含糖外,几乎不含蛋白质;而雪糕或冰淇淋中所含蛋白质与瘦肉或豆腐相比相差甚多,甚至不如牛奶高,而其中脂肪含量却极高。嗜食这类食品,显然对身体健康不利,尤其对正处生长发育时期的儿童、青少年更是如此。

　　不仅如此,贪食冷饮,其中添加的人工色素、香精及防腐剂也会对健康造成不良影响,尤其是过量饮用果汁型饮料,其中人工色素容易吸附在消化道黏膜上,引起食欲下降和消化不良。国内外观察都发现,以饮料代替饮水的孩子,可能表现为食欲不振、脾气乖张、多动和身高体重不足。

　　可见,嗜食冷饮和嗜饮饮料是儿童、青少年营养不良的一个重要发病原因。

4. 贪食冷饮——肥胖的伙伴

　　通过上面的分析我们知道,冷饮中含糖较多,同时,雪糕及冰淇淋中脂肪含量也较高。贪食冷饮对于那些身体较瘦弱,食欲不强的孩子,会影响他们的正餐,从而导致身

高、体重不足。但对于本来食欲旺盛的孩子,并不会影响他们正餐的食量,这等于在正餐之外,又增加了许多糖、脂肪和能量的摄入,久而久之,会导致或加重超重或肥胖。

可见,过食冷饮是把双刃剑,使得瘦小儿童更瘦更小,肥胖儿童更重更胖。

5. 科学食用冷饮

适量食用冷饮,对于防暑降温、满足口感和补充少量水分与营养都大有好处;食之不当不但有损于健康,甚至还会引发疾病。因此,应当科学食用冷饮。

(1)无论儿童、青少年还是成人,都不应大量食用冷饮,即一天不能食用太多;一次不能食用太多。

(2)溃疡病、糖尿病患者、婴儿和体弱老人不宜食用冷饮。肥胖和消瘦体弱者,只能少量食用冷饮。

(3)饭前不宜大量食用冷饮。

(4)选择质量确实可靠产品,不食用街头卫生无保证的冷饮食品。

(5)家中冰柜保存的冰棍或冰淇淋,最好不超过1周,饮料也应注意食用期。冰棍或雪糕外包装上注明保质期90天,甚至180天。有人就放心地将它们长期放在冰箱冰冻室内保存。其实,产品包装上还同时标明,保存温度应低于零下20摄氏度。而家用冰箱冷冻室一般只能达到零下10摄氏度左右。因此,不要在冰箱长期保存冰棍或雪糕。

蛋白质、脂肪、糖、各种维生素、各种矿物质以及水，这些都是人们已熟知的营养素，但对于膳食纤维素这种对健康不可缺少的营养素，人们却知之甚少。

2002年宋教授提出"全民缺乏膳食纤维素"的健康观念，建议为确保身体健康和预防现代文明病，必须改善我国居民膳食纤维素营养状况。为此，他曾在中央电视台召开的新闻发布会上做主题报告；并在中央电视台第一套节目《健康之路》和《夕阳红》做专题节目；同时，在中央电视台主办的健康大课堂上做报告；其后在北京市和全国40多个城市做过上百场报告，深受广大群众欢迎。

第6篇
编 辑 提 示

第 6 篇

现代科学新理念：健康离不开膳食纤维素

　　地球提供给人类可食用的食物共 4 000 余种,中国大地为我国居民提供食物 3 000 多种。这三四千种食物进入人体之后,可为人体提供健康所必需的营养素。过去认为,这些食物会给人体提供 6 大类营养素,它们是:蛋白质、脂肪、碳水化合物(糖)、各种维生素、各种矿物质和微量元素以及水。最近 30 多年,通过世界各国科学家的研究,认为还有一种食物中的成分,也是人体健康乃至生命所必需的,那就是膳食纤维素。因此,世界卫生组织将膳食纤维素列为人体第 7 营养素。膳食纤维素由于不能为人体直接提供营养,以原形从粪便中排出,因此,过去认为它是食物中的渣滓,是废物。但是,通过最近 30 多年的研究却发现,膳食纤维素对于人体健康、预防疾病和长寿都是不可缺少的物质。没有膳食纤维素,人们不但无法维持健康,甚至会危及生命。然而,迄今为止,我国广大居民对于膳食纤维素的营养保健作用却知之甚少,许多人甚至一无所知,因此,了解一些这方面的知识十分必要。

膳食纤维素缺乏：现代文明病的温床

　　三四十年前,我国居民生活水平普遍较低,但慢性非

传染性疾病（现代文明病）发病却很少。当今,我国居民生活水平普遍大幅度提高,许多城市居民已经过上了小康生活,但现代文明病的发病率和病死率却大幅上升,这是为什么?

1. 人吃虎食难保健康

新中国成立以后,尤其改革开放以来,随着生活水平的提高,我国居民的健康水平也有了很大改善。其主要表现,一是传染病和感染性疾病发病率和病死率的大幅降低;另一个就是寿命的延长。我国居民平均期望寿命在新中国成立初期只有 35 岁,50 多年之后,20 世纪最后一年已达71.4 岁,延长了 1 倍多。

但是,我国城市和经济发达地区农村居民各种现代文明病的发病率和病死率却不断攀升,甚至达到不可扼制的地步,已经成为我国居民健康的第一杀手。

我国现有高血压患者约 1.6 亿人,并以每年 300 万的速度不断增加,像北京市这样的现代化城市,其居民高血压患病率竟高达 24.84% 。

我国居民体重超重者约有 2.4 亿人,其中约 7 000 万人为肥胖者。2002 年我国成人肥胖率达到 7.1% ,比1992 年上升了 97% ,即 10 年翻了一番。我国城市儿童、青少年 10.1% 肥胖,其中北京市中小学生肥胖率高达20.6% ,并且以 10 年翻一番的速度猛增。

我国现有脑卒中患者 600 万人,每年新发约 200 万例,其中约 150 万人死亡,存留者中 3/4 留有不同程度的残疾。我国脑卒中发生率为 250/10 万,居世界第 2 位。

我国每年新发生心、脑血管病约 500 万例,死亡约300 万人,平均每小时死亡 340 人。

我国现有糖尿病患者 7 000 余万人,同时还以每年约

75 万例的速度不断增加。

我国每年新发恶性肿瘤 60 万例。据北京地区调查，1996 年恶性肿瘤发病率为 1955 年发病率的 5.2 倍。

我国居民每年由于上述现代文明病引起的死亡者约 500 万人，平均每天约 1.3 万人，占总死亡人数的 70% 以上。

看了上述情况，人们不禁会问，生活水平提高了，现代文明病发病率和病死率为什么反而不断增加，并达到难以扼制的地步？

造成这种情况的原因当然是多方面的，比如，现代人生活节奏加快，竞争加剧，人们的心理容易出现不平衡；比如，现代人普遍缺少运动；再比如，生活空间的空气与环境污染等等。但我们应当看到，首要的还是饮食的不合理，即膳食结构不平衡，营养不科学。民以食为天，人们生活水平的提高，第一位还是表现在吃的方面的改变。

三四十年前人们以粮食为主。当时粮食计划供应，每个居民都要按定量购买粮食，一般居民每个月定量 15 千克左右，还不能完全吃饱。而且，当时粮食的品种以玉米和小米等杂粮为主，大米、白面只占不到一半。就大米、白面而言，当时人们普遍食用的是机米和标准面粉等粗制米、面，除过年外，几乎没有机会吃精白米、面。可见，当时我国居民以粮食为主食，而且所吃的粮食多为粗粮、杂粮，同时蔬菜也吃得多，而鸡鸭鱼肉蛋奶等动物性食品却很少。总之，当时我国居民是以植物性食物为主，辅以少量动物性食品。

再看一看我国城市和经济发达地区农村居民，现在是怎样吃饭的？

现代人吃饭已经不再是抱着一碗米饭或拿着 2 个窝头就菜吃。而是做上几个，甚至十几个菜，先喝酒、喝饮料,吃得差不多的时候,再吃少量"主食",有些人干脆不吃"主食"。可见,现在人们已不再有主副食之分,已经放弃了以粮食为主食的习惯,蔬菜也已比过去吃得少,已经走上了以鸡鸭鱼肉蛋奶等动物性食品为主的膳食之路。再就"粮食"而言,今天城市和经济发达地区农村居民已经以精白米面和加工食品为主,很少再吃杂粮和粗加工米面,走上食不厌精之路。

这样的饮食习惯好不好,科学不科学?

人是哺乳动物,我们先来看一看哺乳动物都吃什么?

狮子、老虎、狼是哺乳动物,它们只吃肉,是食肉动物。人如果只吃肉而不吃其他植物性食物就不行。只以维生素 C 为例,人就无法得到满足,就会由于坏血病(维生素 C 缺乏症)而死亡。

再来看牛、马、羊、骆驼,它们也是哺乳动物,但它们只吃草就能满足营养需要,属于草食动物。你看战马驰骋,牛拉车耕地,骆驼在干旱的沙漠上行走。无论马的速度、牛的力量还是骆驼的耐力,都是人无法比拟的,但它们只吃草。人就不能吃草,因为人体无法消化草,不能从草中得到应有的营养物质。

人类和猴子、猩猩、猿一样,属于灵长类哺乳动物。他们应当吃什么?我们看一看猴子,无论在山上,还是在森林中,它们以植物叶、嫩枝、果实等为主食,同时也偶尔吃条肉虫,抓只小鸟或偷个鸟蛋吃。可见,它们是杂食动物,但却是以植物性食物为主的杂食动物。显然,从生物属性上,人应当是以植物性食物为主的杂食动物。

同在地球上,为什么有的动物吃肉,有的吃草,有的却吃以植物性食物为主的杂食?这不是几年、几百年、几千年形成的,而是在几十万年的自然演变中形成的。"适者生存",饮食特点适应了环境,就生存下来,否则就会被淘汰,就会灭种,例如恐龙。这种生物多样性的遗传特性,是短时期内无法转变的。例如,动物园为节约开支而给狮子、老虎、狼喂草,不再给它们肉吃;家里养的宠物兔,不给它草吃,而让它吃肉。这显然都行不通,不但不能保证这些动物的健康,还会使它们丧失性命。

现代中国居民,当生活改善之后,想吃什么就有什么的时候,经过几年,最长一二十年的时间,就硬把膳食结构从以植物性食物为主,转变为以动物性食物为主,这种转变显然违背了生物多样性的自然法则,违背了科学规律。

另外,人体无论从解剖结构,还是从生理特点看,都只能适应以植物性食物为主的膳食结构,而不能适应以动物性食物为主的膳食特点。显然,我国现代居民这种膳食结构的转变,也违背了人体自身特点。

违背自然法则和人体自身特点,也就是违背了科学规律。违背科学就要受到惩罚,现代文明病发病率和死亡率的不断增加,就是这种惩罚的一种表现。

这种膳食结构改变的要害在哪里?在于膳食纤维素的缺乏。膳食纤维素主要存在于粮食、蔬菜和水果等植物性食物之中,而在动物性食物中却很少,甚至根本不存在。

膳食纤维素缺乏能够增加现代文明病的发病率和病死率,这是世界各国科学家最近二三十年来研究得出的结论。

第一,现代文明病发病率与膳食纤维素摄入量成反比。

前面谈到,现在我国肥胖、高血压、心脑血管病、糖尿病以及肿瘤的发病率为什么会几倍,十几倍于三四十年以前,其中重要原因之一,便是由于膳食结构的改变而引起的膳食纤维素摄入量大幅度减少。

1998 年国家卫生服务调查结果显示,我国城市居民慢性非传染性疾病（现代文明病）为农村居民平均发病率的2.9倍，其中脑血管疾病城市居民较农村居民高2.5倍，高血压高3.5倍，冠心病高5倍，糖尿病高8倍。为什么城市居民现代文明病发病率比农村居民高这么多？城市居民饮食中膳食纤维素不足是首要因素。

我们再来看美国。这个国家居民膳食纤维素摄入量比我国城市居民还少。调查资料显示，他们的膳食纤维素摄入量只相当于非洲居民的1/6，因此，美国居民肥胖、高血压、冠心病、脑血管疾病以及糖尿病等现代文明病的发病率比非洲居民高得多，就以与食物关系最为密切的大肠癌为例，美国居民的发病率竟为非洲居民的14倍。

第二，高膳食纤维素饮食，可以预防现代文明病。美国食品与药品监督管理局（FDA）建议美国居民，每天增加5克可溶性膳食纤维素摄入，认为这可以减少15%心血管病的发病率。

综上可见，膳食纤维素缺乏是现代文明病不断增加的首要因素；高膳食纤维素饮食可以起到预防现代文明病的作用。

不容忽视的现实：全民缺乏膳食纤维素

膳食纤维素不能被人体消化道消化、吸收，以原形从粪便中排出，不能直接给人体提供营养物质，因此，过去将其视为食物当中的渣滓，是废物。但是，通过近二三十年来各国科学家的研究证实，它虽然不直接给人体提供营养，但它对维持人体的正常生理功能，以及防止现代文明病是不可或缺的，同时，对于维持人的生命也是必不可少的。因此，将膳食纤维素列为继蛋白质、脂肪、糖、维生素、矿物质和水之后的人类必需第 7 营养素。

可见，人体从所进食的食物中，除了必须获得蛋白质、脂肪、糖（碳水化合物）、各种维生素、各种矿物质与微量元素和水外，还必须获得足够的膳食纤维素。膳食纤维素也和其他营养素一样，不能太少，长期不足就会影响身体健康；也不能太多，过多同样不利于健康。那么，一个人一天应当从所进食的各种食物中获得多少膳食纤维素，才能满足生理需要呢？

美国食品与药品监督管理局推荐每个成年人每天应从食物中摄入膳食纤维素 20～35 克；英国国家顾问委员会推荐 25～30 克；前苏联推荐 25 克；欧洲许多国家推荐 25 克；日本推荐 20～30 克。世界粮农组织要求最低不得低于 27 克；世界卫生组织推荐 27～40 克。

我国对于膳食纤维素的摄入量还没有国家级推荐标准，但绝大多数专家认为：一个中等体力活动的成年人，每天从食物中摄入 30 克左右膳食纤维素比较合理。

既然我国居民每天应从食物中获得 30 克左右膳食纤维素才能保证健康，那么，我国居民每天到底实际上从食物中获得了多少膳食纤维素呢？据 2002 年《中国居民营养与健康状况调查》，我国城市居民每日膳食纤维素实际获得量为 11.2 克，农村居民为 12.4 克，全国平均 12.0 克。

可见，我国居民，尤其是城市居民膳食纤维素摄入距推荐量相差太多，这成为影响身体健康和引起现代文明病发病率和病死率不断增高的重要因素。因此，2002 年我提出"全民缺乏膳食纤维素"的理念，以期引起广大群众的重视，尽快改变不健康的饮食习惯，以确保健康，提高全民族的身体素质。

有用的膳食纤维素：生理功能全方位

　　膳食纤维素和蛋白质、维生素等其他 6 类营养素一样，是人体每天膳食中不可缺少的营养物质，长时间缺乏势必影响身体健康。那么，膳食纤维素到底有哪些生理功能呢？

1. 维持正常排便功能，防止便秘

　　人为什么要定时排便？首先是要把食物中残渣废物等没用的东西排出去。但更主要的是要把肠道中有毒有害的物质排出去。

　　肠道中都有哪些有毒有害物质？一是胃肠道不断地有一些老化、坏死的细胞脱落，这些细胞如不能及时排除，它们就将腐败变质，毒害人体。二是人体在消化食物时，要进行数百种化学反应，这些化学反应一方面是将食物逐步消化成对人体有用的、能够被肠道吸收的营养物质，另一方面也势必会产生一些对人体有害的副产品，它们当然需要及时排出去。第三，人体所进食的食物不是完全无菌的，其中存在一些细菌、病毒、寄生虫以及寄生虫卵，这些对人有害的微生物也需要及时排出去。第四，这些有害微生物在人体内存留期间，还会产生一些有毒有害的代谢产物和毒素，也需要及时排出去。可见，人体排便是一种排毒功能。

　　如果人体较长时间不排粪便，即便秘会有哪些危害？此时，人会总想上厕所，但又无法便出来，产生一种欲便不出的痛苦感，同时还会腹胀、腹痛、食欲减退、全身乏力、头晕脑涨、失眠、学习和工作效率下降。这就是自身中毒现象,是由于粪便中有毒有害物质过分吸收所致。

如果半个月,一个月解不出大便会怎么样?会由于体内毒素中毒而死亡。因此,在肠坏死,肠道上下无法通畅时,医生常常在手术后,为了保持排泄功能,会在腹壁造一个瘘口,将肠子下段接到这个地方,使患者从这个瘘口排便。可见,排便非小事。

粪便中主要成分是什么?是膳食纤维素。上述 4 类有毒有害物质,虽然对身体毒害作用很大,必须及时排除,但就其重量和体积而言,所占比例甚少。粪便中 90% 以上是膳食纤维素,因为膳食纤维素尽管有种种生理功能,但它却不被消化道吸收,以原形从粪便中排出去。也就是吃多少拉多少。因此,膳食纤维素的摄入量与粪便数量有密不可分的关系。

粪便只有达到一定数量,才能刺激直肠末梢神经,产生排便反射,人才能去解大便。反之,膳食纤维素摄入不足,粪便数量太少,不足以刺激直肠末梢神经产生排便反射,人就会便秘。

可见,膳食纤维素对于维持人体正常排便功能起着举足轻重的作用,缺乏膳食纤维素就会产生便秘。便秘以后,最符合人体生理的办法就是增加膳食纤维素的摄入从而克服便秘。

2. 维持肠道正常运动功能

人吃了食物之后,为什么能通过弯曲百转十数米的肠道,其主要原因在于肠道在不断地蠕动。如果肠子一旦停止了运动会怎么样?那时肠中所有内容物将无法通过,将积存在肠腔。此时即使不吃不喝,胃液、肠液也会照常分泌,就会造成腹胀如鼓,呕吐不止。时间长了还会危及生命,医学上称之为"麻痹性肠梗阻"。

维持肠道不断运动的因素很多,如神经兴奋性、肠道肌肉的收缩力等等,但膳食纤维素的刺激也是必要条件。如果膳食纤维素缺乏,肠道运动就会减缓,人则腹胀、不思饮食、便秘,影响食物的消化与吸收。

3. 调节血脂和胆固醇

膳食纤维素不被胃肠道吸收,它在肠道中能吸水形成凝胶状态,可以减缓脂肪及胆固醇的吸收。同时,它还可以将进食过多的脂肪和胆固醇包裹挟带到粪便中,以减少它们的吸收。不仅如此,如果有人血脂(甘油三酯)和胆固醇过高,还可以通过分泌作用,将血中脂肪和胆固醇分泌到肠腔中,再由膳食纤维素将它们带入粪便,最终随粪便排出。动物实验证实,水溶性膳食纤维素可使血浆总胆固醇下降 5% ~ 10% ,最多可降低 25% 。总之,膳食纤维素具有减少食物中脂肪和胆固醇吸收的作用,加之它还能排除肠道中有毒有害物质,因此有人称膳食纤维素为“肠道清道夫”。

当前,我国城市和经济发达地区农村居民脂肪摄入量过高,因此,高血脂、高胆固醇的人较多。据 2004 年 10 月 12 日国务院新闻办发布的数字,我国有 1.6 亿人高血脂、高胆固醇,足见保证膳食纤维素的足量供给已刻不容缓。

4. 调节血糖

膳食纤维素进入胃以后,迅速吸水膨胀,变成凝胶状态。它最多可吸水数十倍,因此,可占据胃中一定位置,消除患者饥饿感,防止饮食过量和血糖增高。

膳食纤维素进入小肠后,其凝胶状态将食物包裹,减缓葡萄糖吸收,防止餐后高血糖。

膳食纤维素一方面能使血糖平稳,调节糖代谢;另一方面它能降低血脂及胆固醇,调节脂肪代谢,从而防止动脉硬化发生,起到预防糖尿病心、脑、肾、眼和下肢严重并发症的作用。

同时,它还能解除便秘,增加肠道双歧杆菌数量,从而提高患者免疫功能,对于提高糖尿病患者体质起到重要作用。

5. 维持肠道菌群平衡,增进免疫力

在人的肠道中存在着许许多多细菌,其中99%是对人体有用的,有好处的,被称为"益生菌"。益生菌的数量很大,每克肠内容物中就包含益生菌几千亿个(10^{11}),人体内共有益生菌几百万亿个(10^{14}),总重量约0.5~1千克。

益生菌对人有什么用?

第一,消灭外来的致病菌。人进食的食物并不是无菌的,随着食物总会有一些致病细菌进入人的胃肠道。通过口腔的溶菌酶以及胃酸的作用会将其中相当一部分杀灭,但总会有一些进入肠道。在肠道,数量万倍于敌的益生菌便会将这些致病菌消灭,以防止肠道感染而引发的腹泻。这也是人体内的一种"生物防治"吧。

第二,给人提供某些营养物质。细菌代谢过程中产生的一些物质对人有营养作用。例如,具有凝血作用的维生素K,主要不是来自食物,而主要由益生菌提供。新生婴儿肠道内无菌,随着进食,肠道益生菌群才会逐渐形成。生后头几天,由于肠道内益生菌缺乏,维生素K来源不足,容易引起体内维生素K缺乏,引发呕血、便血、脐出血、阴道出血等全身出血症状。这就是"新生儿自然出血症"。预防办法唯有为刚出生的婴儿或待产的产妇注射维生素K。除此以外,益生菌还能为人体提供部分维生素

B_{12}、叶酸和泛酸等营养物质。

此外,益生菌还能促进铁、钙和维生素 D 的吸收,这对于保证这些营养物质的生理功能具有重要作用。

第三,防止便秘。益生菌代谢过程中产生乳酸和乙酸等酸性物质,刺激肠蠕动,保持正常的排便功能。现在市面上不少防治便秘的保健食品,其主要成分就是双歧杆菌等益生菌。

第四,增强人体免疫力。这么多细菌存在于肠道中,人体不会没有任何反应,产生相应抗体是必然的。抗体多了人的免疫力就强。因此,肠道足够的益生菌是人体维持正常免疫力的必要条件。

第五,使人长寿。儿童肠道内益生菌数量极多,成年以后,随年龄的增长益生菌数量不断降低,到老年仅余 3% 左右。世界第一长寿地区——前苏联高加索地区的老人肠道益生菌数量,比其他地区老人高得多。世界第五长寿地区——我国广西巴马地区 88～109 岁老人肠道内益生菌数量仍然有 53%～89%,数倍于我国其他地区老年人。

益生菌吃什么?吃膳食纤维素。膳食纤维素到达大肠后,益生菌将其分解,摄取其中对它们有用的营养物质。因此,人体食入膳食纤维素充足,细菌食物便多,就会快速大量繁殖,数量就会不断增加;反之,膳食纤维素不足,益生菌数量就会不断减少。

可见,膳食纤维素充足是保证肠道益生菌生长、繁殖的必要条件,只有如此,才能确保人体的免疫力。

"米袋子"、"菜篮子"和"果盘子"中的膳食纤维素

人们把膳食纤维素想成是食物里的渣滓、蔬菜中的"筋"或"丝"。由于这种营养素被认识的时间还不长，在一些食物成分表中被不正确地标注为"粗纤维"。

只有正确认识膳食纤维素，了解哪些食物中含量比较多，人们才能有意识地去多吃富含膳食纤维素的食物，从而才能满足膳食纤维素的供给，预防现代文明病和保证身体健康。

1. 什么是膳食纤维素

膳食纤维素是食物中不能被人体消化和吸收的碳水化合物，它属于多糖类物质，也就是食物中的非淀粉多糖。

膳食纤维素以其对水的溶解性状，分为非可溶性和可溶性两大类。可溶性膳食纤维素调节血糖和降血脂、降胆固醇功能远比非可溶性膳食纤维素好；而对于饱腹即防止过多进食、预防便秘以及调节胃肠功能上，非可溶性膳食纤维素则必不可少。对于高血脂、高胆固醇血症、糖尿病以及心脑血管病患者而言，可溶性膳食纤维素尤为重要。

在一些人的印象当中，膳食纤维素好比芹菜或白菜中的"筋"，或扁豆中的"丝儿"，也就是食物中的渣滓。和过去食物成分表中的"粗纤维"基本上是一回事。这些物质如旧式食物成分表中的"粗纤维"，并不全部是膳食纤维素。也就是说食物中有些纤维素（如木质素）并不属于膳食纤维素，它们没有膳食纤维素的生理功能。另外，因为其中并不包含可溶性膳食纤维素，因此，从数量上讲，食物中总膳食纤维素远比旧式食物成分表中"粗纤维"要高得

多。由上可见,膳食纤维素有些成形,我们感觉得到,而可溶性膳食纤维,由于它不成形,溶解在水中,平时我们就较难感觉得到。

2. 哪些食物中富含膳食纤维素

人类的食物包含植物性食物和动物性食物两大类。膳食纤维素主要存在于植物性食物之中,而动物性食物基本不包含膳食纤维素。

在我们所食用的食物中粮食、蔬菜和水果都含有丰富的膳食纤维素。

粮食的外皮中膳食纤维素含量极为丰富,例如麦麸、稻皮以及谷糠中膳食纤维素含量可能十数倍或数十倍于白面、大米和小米。因此,吃粗(加工)粮,就比吃细(精加工)粮获得的膳食纤维素更多。例如,100克麦麸中含膳食纤维素31.3克,而100克精白面(富强粉)中只含膳食纤维素0.6克,前者比后者高51倍。如果我们吃磨面时不去麸皮的全麦粉,就可以获得更多的膳食纤维素。另外,在荞麦面、莜麦面、青稞、玉米、高粱米等杂粮中,膳食纤维素的含量都远远高于白面(小麦粉)和大米。尤其可贵的是,杂粮膳食纤维素中可溶性膳食纤维素含量较高,对于防治糖尿病、高脂血症以及心脑血管病等现代文明病有较好作用。

豆类食品中膳食纤维素含量远远高于谷类食品,例如每100克黄豆中膳食纤维素含量高达15.5克。其他豆类中,如青豆、绿豆、黑豆、豇豆以及蚕豆等,膳食纤维素含量均高于谷类粮食。不仅如此,豆类食品中还含有异黄酮等保健成分,对于预防心脑血管病、癌症,以及减轻妇女更年期综合征症状,均有较好作用。

无论是在叶类、花类、嫩茎类、根茎类、茄果类、鲜豆类还是瓜类蔬菜中,都同样含有丰富的膳食纤维素。叶类、花类、嫩茎类,和茄果类蔬菜中所含有的糖分、脂肪和能量极少,但其中含有丰富膳食纤维素、维生素、矿物质和微量元素,糖尿病和肥胖患者吃了之后也不会增加糖、脂肪和能量摄入,何况是正常人。可见,蔬菜是现代人维持健康不可缺少的食物。

水果中不但含有非可溶性膳食纤维素,同时其所含的果胶也是一种对人体健康有益的可溶性膳食纤维素。

人们在评价食物中膳食纤维素的含量时,一要看食物中膳食纤维素总含量(TDF)。当前我国城乡居民饮食中膳食纤维素普遍供给不足,城市居民尤为严重,因此,人们应当选择食用膳食纤维素含量高的食物。另外,我国居民体重超重、肥胖、高血脂、高血压、糖尿病以及心脑血管病发病率高,因此,具有良好调节血糖、降血脂和胆固醇作用的可溶性膳食纤维也应当是我们选择的目标之一。也就是选择总膳食纤维素和可溶性膳食纤维素含量均较高的食物食用。

表 6.1 及表 6.2 中所列为粮食、蔬果等类食物中膳食纤维素总含量及可溶性膳食纤维素含量。表中所列各种食物均为干重,包括蔬菜、水果在内,指每 100 克脱水食物中所包含的膳食纤维素数量。从表中可见,就总膳食纤维素(TDF)而言,淀粉类食物高于谷类食物;而干豆类食物又高于淀粉类和谷类食物;脱水蔬菜、水果类又高于粮食类食物。另外,就它们所含可溶性膳食纤维素(SDF)而言,干、鲜豆类高于蔬菜、水果类;蔬菜、水果类又高于粮食类食物。就所含可溶性膳食纤维素在所含总膳食纤维素百分比而言,也是如此。

名家谈健康

表6.1　各类食物膳食纤维素含量及可溶性膳食纤维素比例

食物种类	膳食纤维素总量（TDF）	非可溶性膳食纤维素（IDF）	可溶性膳食纤维素（SDF）	SDF/TDF（%）
谷类	5.0	3.7	1.3	26.0
淀粉类食物	12.0	6.9	5.1	42.5
干豆类	22.0	12.1	9.9	45.0
鲜豆类	37.7	24.4	13.3	35.3
瓜果类	34.8	23.8	11.0	31.6
根茎类	29.8	15.6	14.2	47.7
蔬菜类	35.8	20.2	15.6	43.6

表6.2　代表性食物膳食纤维素含量（克/100克可食部分）

种类	名　称	膳食纤维素总量（TDF）	可溶性膳食纤维素（SDF）
谷类	粳稻米（特级）	0.4	0.2
	籼稻米（机米）	0.8	0.2
	小麦粉（富强粉）	0.6	—
	小麦粉（标准粉）	2.8	0.7
	小麦麸	31.3	·
	玉米	7.6	2.0
	燕麦片	5.3	—
	荞面	6.5	
	玉米面	5.6	1.9

134

种类	名　称	膳食纤维素总量（TDF）	可溶性膳食纤维素（SDF）
豆类	黄豆	28. 2	12. 7
	绿豆	11. 6	5. 2
	红小豆	14. 0	6. 3
	豆腐（北）	0. 8	0. 3
	豆浆粉	3. 4	1. 2
	绿豆芽	1. 2	0. 4
	黄豆芽	2. 3	0. 8
菜类	大白菜	1. 1	0. 5
	菠菜	3. 0	1. 3
	圆白菜	1. 8	0. 8
	芹菜	2. 1	0. 9
蔬菜类	韭菜	2. 5	1. 1
	黄瓜	0. 9	0. 4
	冬瓜	1. 2	0. 5
	南瓜	1. 4	0. 6
	柿子椒	2. 5	1. 1
	茄子	2. 3	1. 0
	胡萝卜	2. 3	1. 0
	红萝卜	2. 1	0. 9
	藕	2. 1	0. 9
	蘑菇（鲜）	3. 7	2. 5
	红薯	1. 6	1. 2

第 6 篇　现代科学新理念：健康离不开膳食纤维素

续表6.2

种类	名　称	膳食纤维素总量（TDF）	可溶性膳食纤维素（SDF）
水果	苹果	1.8	0.6
	梨	2.9	0.9
	橘子	0.7	0.2
	草莓	1.6	0.5
	葡萄	0.6	0.2
	杏	2.0	0.7
	柿子	2.0	0.6
	香蕉	1.8	0.6
	西瓜	0.3	0.1
	枣（鲜）	2.8	0.9

3. 高膳食纤维素食物介绍

膳食纤维素不仅在保证人体健康上是一种不可或缺的营养素,同时在预防高血脂症、肥胖病、心脑血管病以及糖尿病等现代文明病方面也有举足轻重的作用。近年来,我国和世界其他国家生产出许多以膳食纤维素为主要成分的保健食品或药品,用于肥胖病、糖尿病和高脂血症的预防和辅助治疗,对这些病的康复也能起到较好作用。

现代医学更加重视饮食治疗,许多富含膳食纤维素的食物会被医生推荐给现代文明病患者,作为康复手段之一。下面介绍几种有代表性的富含膳食纤维素的食物。

1）燕麦

燕麦也称雀麦或野麦。由于它的籽粒中所含淀粉不足30%,比小麦少2倍,因此人们并不把它当成一种面食食用。但是,近年研究认为,燕麦中膳食纤维素含量较高,每 100 克约含 11.4 克,更可贵的是,其中可溶性膳食纤维素含量较高,占膳食纤维素总含量的 1/3 以上。可溶性膳食纤维素对于调控人体血糖、血脂和胆固醇有很好的作用,因此,它有较好的预防糖尿病、高血脂、高胆固醇血症以及心脑血管病的功能。1996 年美国食品与药品监督管理局已确认燕麦中水溶性膳食纤维素具有预防心脑血管病作用;我国医生将燕麦作为糖尿病、高脂血症、脂肪肝、冠心病和脑血管疾病患者的首推食品。

由于燕麦皮厚,淀粉含量少,因此,人们并不食用整粒燕麦或燕麦面粉,最常食用的是燕麦片。燕麦片由燕麦内皮和部分燕麦面粉构成。在选购燕麦片时应当注意,首先"麦片"和"燕麦片"不是一回事。"麦片"成分中不仅包含燕麦而且还包含小麦;二是"营养燕麦片"的营养成分反不如普通燕麦片。2003 年 9 月广州市消费委员会对市售 20 种燕麦片进行比较试验,结果各种"营养燕麦片"中蛋白质、钙和各种维生素等营养成分均不及普通燕麦片。因此,中老年人或糖尿病、高血压、高血脂症、肥胖以及心脑血管病患者,应当选用无糖(普通)燕麦片食用。

无糖燕麦片口感并不好,有些人不喜食用,吃时可以加适量脱脂牛奶或脱脂奶粉,既调整了口味,又增加了蛋白质和钙等营养成分。

2)荞麦

荞麦产量极低,但生长期短,仅百天左右,因此,常常仅作为受到春寒自然灾害补种的一种农作物。但近年来通过科学研究,人们逐渐认识到荞麦是一种具有保健作用的食品。

首先,荞麦和燕麦一样,其中膳食纤维素含量高,是白面的 8 倍,同时其中可溶性膳食纤维素含量也远远高于白面。

荞麦控制血糖的作用比燕麦还好,因为它不仅含膳食纤维素,同时还含有降血糖物质。2003 年加拿大巴尼托巴大学的科学家用患了 1 型糖尿病的地鼠做试验,每天喂一定量的荞麦汁,结果数日后血糖平均下降了 19%。科学家还从荞麦中分离出一种具有增强细胞对胰岛素敏感性的物质 chiro – inositol。

日本人非常重视荞麦的营养保健作用。他们生产出许多荞麦食品和保健食品,如荞麦茶、荞麦豆乳、荞麦豆腐、荞麦蛋白以及荞麦生物类黄酮等。

我国所产的苦荞麦已经作为调节血糖的一种糖尿病患者专用保健食品。普通荞麦也称甜荞,南方产的称为苦荞,含有 19 种氨基酸,维生素 B_1、B_2、E 和 C,其中芦丁(维生素 P)的含量高于其他食物。维生素 P 具有防止动脉硬化的作用。当然,其中膳食纤维素和可溶性膳食纤维素的含量也较高。

3)莜麦

当前我国许多广告宣传的燕麦产品,其实不是真正的燕麦,而是莜麦产品。莜麦,也称裸燕麦,盛产于我国西北地区。

莜麦膳食纤维素含量略低于燕麦,但也相当于小麦的4.2 倍。同时,莜麦中淀粉含量高于燕麦 2 倍,因此,莜面就成为西北地区居民的主食之一。莜面与白面不同,它是莜麦粒炒至半熟之后,再磨面而成。因此,它是一种半熟的面类食物,食用起来更方便。

4)红薯

红薯又称甘薯或红芋,营养丰富,除含丰富碳水化合物外,还含有一定量的钙、磷和铁,胡萝卜素含量尤其丰富。胡萝卜素进入身体之后被转化为维生素 A,是健康不可缺少的物质。

每 100 克红薯（红心）中含膳食纤维素 1.6 克,其中 1.2 克为可溶性膳食纤维素,是预防糖尿病、高血脂和心脑血管病的良好食品。红薯中还含有大量黏液蛋白,这种蛋白质具有维持血管壁弹性和预防动脉硬化的作用。

红薯还有防癌作用。日本国家癌症研究中心公布的 20 种抗癌蔬菜排行榜上,红薯被列为首位。美国费城医院医学家也从红薯中提取出一种生物活性物质——去雄酮,它能抑制结肠癌和直肠癌发生。

人们担心吃红薯会使人发胖,这是没有道理的。恰恰相反,它应当被列为一种减肥食品,因为它所提供的能量仅及大米的 1/4。

由于红薯中含有氧化酶,这种酶容易在胃肠道中产生二氧化碳,故吃红薯过多,人们会感到烧心（胃部烧灼感）,或胀气。因此,一次不要吃太多红薯了,搭配米、面食品和咸菜同时食用,可以减少这些不适。

5）豆类

从表 6.1 和表 6.2 可见,鲜豆类及干豆类食品膳食纤维素含量极高。其中除非可溶性膳食纤维素外,还含有较大比例的可溶性膳食纤维素,主要是豆类多聚糖。在日常食用的豆制品中,膳食纤维素大部分留在豆渣内,被损失掉,这是很可惜的。

2001 年日本京都府立大学岩见公教授用出生半年的小白鼠做试验。第 1 组吃从牛奶中提取的干酪素,第 2 组吃豆渣,第 3 组吃大豆蛋白酶处理物。28 周后,第 1 组 50% 发生大肠癌;第 2 组无一例发病;第 3 组 12.5% 发生大肠癌。结论:豆渣有预防癌症作用。豆渣的主要功能成分是膳食纤维素。

豆类中还同时含有异黄酮和皂甙等保健成分,具有降血脂、降胆固醇、预防心脑血管病、防治女性更年期综合征及骨质疏松的作用。

为了健康,应当经常吃豆类食品和豆制品。

常见食物膳食纤维素含量见前面表6.2。

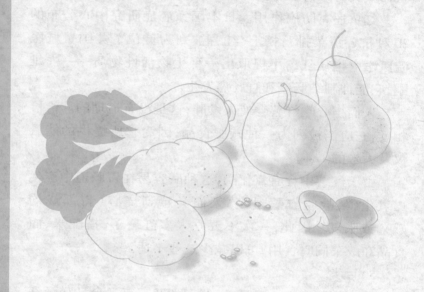

一谈到食品卫生，许多人马上想到的是吃东西要清洁，不吃腐烂变质和被细菌污染的食品，以及饭前便后洗手等等，以免发生肠炎和痢疾。自然，这是传统的食品卫生内容。

目前，农药污染、工业毒物污染、致癌毒物及转基因食品问题正日趋明显，宋教授讲当前食品卫生的重点已转移到食品内在质量上，有时细菌性食物污染问题解决得很好，吃得很"卫生"，但照样会发生严重问题。

第 **7** 篇
编 辑 提 示

防患于未然易，除患于已然难：别让食物伤人

　　2003 年中国大地遭遇"传染性非典型肺炎"袭击，其后又发生了禽流感。它们可能均与食品卫生问题有关。

　　其实，人们遇到的食品卫生问题不仅限于突发事件，可以讲，每个人每天都要碰到躲也躲不开的食品卫生问题。

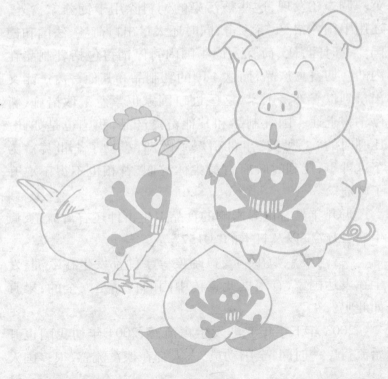

食品卫生：不得不说的话题

一谈食品卫生，有人马上就想到吃东西要干净，不吃腐烂变质和被细菌污染的食品，以及饭前便后洗手等，以免发生肠炎和痢疾。自然，这是传统的食品卫生内容。但是，当前食品卫生的重点却转移到食品内在质量上，有时细菌性食物污染问题解决得很好，吃得很"卫生"，但照样会发生严重问题。

1999年3月，比利时发现一些养鸡厂的鸡不生蛋，而且出现脱毛、生长停止等现象。经调查，原来有9家饲料公司生产的饲料被矿物油污染，其中含有致癌毒物二恶英。调查还发现，这些被污染的饲料除用于饲养家禽外，还用于饲养猪、牛等家畜，同时还大量出口荷兰、法国和德国。一时间，比、荷、法、德4国内暂停销售包括乳制品在内的一切畜禽产品，而这4国的乳制品和其他畜禽产品又出口到世界许多国家，这些进口国也紧急采取措施，暂停销售上述4国乳制品和其他畜禽产品，我国也是如此。比利时的"二恶英"事件引爆了欧洲，震动了全世界。为了这件事，比利时政府官员集体辞职，首相也不得不离开了政府。

近几年具有世界影响的食品卫生事件还有禽流感、疯牛病、口蹄疫以及日本的"O157"等。

"二恶英"、疯牛病及口蹄疫等事件都发生在欧洲，发生在发达国家，有人据此宣传中国的食品是安全的，果真如此吗？

2003年下半年亚洲发生禽流感，2004年初我国也开始流行。一时间，全国动员，人人都在谈禽流感，很多国人当时不再吃禽、蛋类食品。

2001年8月22日广东省信宜530人因吃猪肉而集体中毒；11月7日广东省河源市又发生484人因吃猪肉而集体中毒。这两次大规模的集体食物中毒，原因是养猪场给生猪喂食了"瘦肉精"。

其实，1988年香港17位居民就因吃内地供应的猪肺而中毒；同年广东省高明市也发现7人中毒。2000年6月北京市发现市售生猪肝中含有"瘦肉精"；2001年北京市发生14位居民"瘦肉精"中毒，抽查养猪场86头生猪，其中25%确定食用了"瘦肉精"。

这种低级食物中毒事件在发达国家是很少发生的，尤其是同一原因大规模中毒事件屡屡重复发生，在全世界都少见。今后还会不会再发生"瘦肉精"中毒事件？难说！因为消费者无从判断哪些肉中含有"瘦肉精"，市场检查也不包括这一项目，生猪饲养者在饲料里是否添加又没有人监督，这类中毒事件怎么避免？老百姓吃猪肉放心难！

1999年举办的城市运动会，200多名跳水运动员中30多人发生食物中毒，有些不得不到医院输液，使比赛难以进行。

上海市一位外地民工，吃从市场上买来的鸡毛菜中毒，抢救无效而死亡，死亡原因为农药中毒。广东省新会市，由于吃空心菜使66人集体中毒。据中央电视台2001年报道，广东省每年蔬菜农药中毒1 000余人。20世纪80年代以来，香港市民不断发生吃内地蔬菜而农药中毒事件，1988年共发生303起，中毒市民达491人。

夏日炎炎，河北省永丰县12位农民，因为吃路边小贩卖的甜桃而全部中毒，经化验为农药中毒。不仅如此，为了防止腐烂，蒜薹、苹果和鸭梨等果蔬还使用防腐剂；为了使果实硕大,给猕猴桃使用膨大剂……

蔬菜是每餐都离不开的食物,水果天天都需要吃,但当你从市场上买回鲜灵灵的蔬菜和水果时,食后却可能使人中毒,甚至导致死亡,你说能不让人恐慌吗?据卫生部和农业部估计,我国平均每年农药中毒超过10万人。

2001年8月,广州市发现市场上销售的"特级"大米原来是用霉变大米经过抛光、漂洗,再换上矿物油"脱胎换骨"而来。经检验,这种大米中含有强致癌物黄曲霉素和损害儿童智力的铅。这一次共发现霉变大米1 100多吨。这样的"特级"毒米在我国许多大中城市都有出售。不仅如此,上色的"绿大米"和黄小米,市场上比比皆是;又白又筋的白面,其中很可能加入了滑石粉和过多的增白剂,甚至添加毒物吊白块;又白又大的馒头或者用有毒硫磺熏蒸,或者加了漂白粉;"价高质优"的礼品月饼,却是用一年以前的陈馅制作……

颜色鲜亮、个大诱人的水发虾仁、鱿鱼、海参、凤爪、鸭肠和百叶,其中却加入了剧毒防腐剂甲醛,连冰冻的鲜鱼、鲜虾也不能幸免。2001年11月北京市抽检市场水发产品,甲醛检出率为32.2%。还有的往粉丝、腐竹掺加吊白块。吊白块进入身体之后,最后还是要分解生成甲醛。甲醛的水溶液就是福尔马林,其用途之一就是浸泡尸体,防止腐坏。甲醛有剧毒,进入人体后,轻则使人恶心、呕吐、腹泻,重则损害肝肾功能,可致昏迷、休克、肾功能衰竭、肝萎缩,甚至死亡。

2001年9月吉林市6 362名学生喝豆奶中毒。2年后,中毒学生中3人患了白血病,还有几十人患了脑痉挛、中毒性心肌炎、十二指肠溃烂和肝脾肿大。2003年3月19日海城市又发生学生豆奶中毒事件,据媒体报道,中毒者4 000余人,当地有关部门公布数字为2 000多人,2003

年 12 月法院宣判时有病历记录者仅 292 人。

2004 年 5 月 11 日至 16 日广州居民因饮用工业酒精勾兑的散装白酒,发生甲醇中毒,致使 9 人死亡,33 人中毒。

现在人们生活水平提高了,多数人不再为吃饭发愁,但在吃米面、蔬菜、水果、肉类和海产品时,却难保安全。同时,这些隐忧又不是消费者自己能够解决的,而这些食物又非吃不可,这岂不将广大消费者置于进退两难的境地!据卫生部公布的数字,2003 年共收到重大食物中毒报告 379 件,中毒 12 876 人,死亡 323 人,无论中毒起数、中毒人数以及死亡人数均比 2002 年明显增加。所幸的是食品卫生问题已经引起我国领导人和国务院的重视。希望政府有关部门能够切实行动起来,采取一些切实可行并确保有效的措施,使我国的食品安全现状有所改变,否则,不仅老百姓的健康和生命难有保证,同时也必然会影响我国的对外开放和经济发展。

但愿"放心粮""放心菜""放心肉""放心海产品"能够早日摆上百姓餐桌。

警惕:农药入口

人类栽培粮食、蔬菜、水果等可食用植物已有几千年历史。虫害是农业生产的重大危害。自从有了杀虫农药之后,粮食、蔬菜和水果等农产品产量大增,质量也有了保证。但是,从高效、剧毒农药应用以来,在杀灭农业害虫的同时,农药使用不当也损害了人体的健康,甚至危及人们的生命安全。

农药在造福人类的同时,也成为了一种社会公害。

1. 叶岩头村怪病

浙江省仙居县溪港乡叶岩头村,是一个依山傍水,翠竹绿树环抱的小山村。全村只有 150 多户居民。就是在这样一个有如人间仙境的山村,却发生了一种"怪病"。村民杨某一家在十多年中 3 子 1 女先后被"怪病"夺去了生命,死时均不足 5 岁。该"怪病"发病突然,出现恶心、呕吐、腹泻、抽搐、昏迷,很快死亡。自 1985 年以后,15 年间全村共 30 余人发病,15 人死亡。

2000 年 8 月浙江省一家大报,发表《谁来解开"怪病"之迷》的文章,引起社会轰动。随后,浙江省疾病控制中心组织专家前往调查,结论是"有机磷农药中毒"。

原来,这个村不少村民在使用剧毒农药甲胺磷时,与食物混存、混放;常常食用刚打完农药一二天的蔬菜、水果。因此,才酿成祸及生命的大患。

2. 农药祸患人间

前述广东省新会市某食堂,吃空心菜集体中毒事件;上海市一外地民工,吃鸡毛菜中毒身亡事件;香港居民每年因吃内地蔬菜而发生的多起中毒事件;河北省永丰县 12 位农民甜桃中毒事件。此外,广州市还发生一起因吃苋菜而引起百余人中毒;海丰县一宾馆 36 名员工全部食物中毒,毒物仍然是蔬菜。不仅如此,20 世纪 90 年代初期,每年仍有百余名港民身受毒菜之苦。以上中毒祸首均为农药。据报道,广东省每年就发生农药污染蔬菜中毒事件 500 多起。

湖南省桃源县一农民,在村边池塘中钓到一条大鲤鱼,经过烹调当晚便吃了起来。不久他突然出现头晕脑胀、高烧、呕吐不止、腹痛难忍、手足抽搐,不一会便气绝身亡。后经环保部门检测,池塘中的水农药含量极高。原来,农民每次在农田施过农药后,都到池塘去刷洗喷药器具,久而久之,池塘水中便含有很高浓度的农药。塘中水草、浮游生物、小鱼虾都含有农药,大鱼吃水草、浮游生物和小鱼虾,其体内农药含量比小鱼虾还高,人吃了岂能不中毒。

农药污染不仅涉及蔬菜、水果、粮食,近年来茶叶农药污染的问题也极为严重。自 1998 年以来,多次抽查市场上的茶叶质量,农药残留经常超标,越新的茶叶问题越大。2004 年夏,中央电视台记者到盛产茶叶的安徽省郎溪县采访,所到茶园的草丛里或水塘边随处可见丢弃的甲胺磷、甲基一六〇五等国家明令禁止的剧毒农药空瓶。难怪有人惊呼:"喝茶还是喝农药?"

据卫生部发布的通报,某年全年收到的食物中毒报告 97 起,中毒 4 999 人,死亡 103 人,其中农药中毒 1 166 人,死亡 69 人。未正式报告的中毒人数则难以统计。据卫生部和农业部估计,我国平均每年农药中毒超过 10 万人。

杀虫农药本来是防治农作物病虫害的,但近些年却成了人类的杀手。蔬菜、水果人们天天离不开,但从市场上购来的鲜鲜嫩嫩的水果和肥肥美美的蔬菜,却可能使人中毒,甚至丧失生命,你说能不让人恐慌吗?难怪上海市居民一度专拣有虫眼的蔬菜购买。

如今,人们走进乡间田野,步入菜畦、果园和蔬菜大棚,扑面而来的不仅仅是醉人的绿色和果菜的芳香,而且还有清风中掺杂着的刺鼻农药味。食品工厂生产食品,对其中添加的色素、香精以及防腐剂等都要有严格控制,必须按国家标准执行,否则就不准销售。农民有这样的知识吗? 有些农民,急功近利,为了提高产量,并使果蔬尽早上市,卖个好价钱,往往频繁喷洒农药,加大药物浓度。久而久之,害虫就会产生抗药性,因而必须再次加大药量,提高用药频率,形成恶性循环。有些农民为了追求杀虫效果,或者图便宜,使用国家三令五申禁止使用的剧毒农药,如六六六、滴滴涕、呋喃丹以及剧毒有机磷农药等。虽然我国早就颁布了《农药安全使用标准》和《农药合理使用准则》等法规,但菜农、果农不需持证上岗,由谁负责对他们培训?他们的生产又由谁来进行监督?

3. 农产品管理任重道远

看了上述内容,可能使人毛骨悚然。从市场买来的鲜灵灵的蔬菜,没准就会沾附剧毒农药;飘香的水果也难保不沾染有毒杀虫剂;品诱人的新茶难保不让你同时喝入农药。

人们听到的,往往是农药急性中毒案例,但是,农药对人体更多的危害却在不知不觉中:它会缓慢地损害人体的肝功能、肾功能、造血功能、免疫功能,甚至会致癌。当有人发生了慢性肝炎、慢性肾功能衰竭、贫血或血小板减少,乃至肿瘤时,医生怎会想到是慢性农药中毒!

看来政府及相关部门对农药销售、使用以及上市农产品,确实应当加强管理。所幸,近年来国务院对此项工作十分重视,制定了一些相应法规,加强了监管部门的建设和经费投入。许多大城市农产品批发和零售市场也开始对蔬菜进行抽检。

但是,这一工作做起来却十分艰难。就以检测方法为例,农药种类繁多,分属不同化学物质,用一种方法很难不漏检;市场上用的只能是快速检测方法,准确性如何?一批蔬菜,只抽取一二棵检验,能否代表全部?当前我国大城市的农贸市场还未普遍建立对所销售蔬菜、水果和粮食残留农药的检测制度,中小城市和广大农村市场就更难顾及。

对农药问题的整治还需从源头抓起,严禁生产和销售剧毒农药,应当是一项重要内容。我国对此已经有了相应规定,但剧毒农药的生产、销售和使用却还十分普遍。

对于农作物生产者的教育和管理十分重要。虽然我们还不能要求菜农、果农、粮农、茶农持证上岗。但是,对他们进行培训,使他们了解农药使用知识、引起不良后果应负的法律责任等,是十分必要的。

普通居民应当多了解一些食品卫生知识,采取一些切实可行的预防措施。专拣虫咬菜去买并不安全,因为虫咬菜已经生虫,难保在近日不被喷洒农药。对于蔬菜、水果能削皮的最好削皮食用。削掉皮虽然损失一些营养,但却保证了食用安全。不能削皮的,则应用淡盐水浸泡 15 分钟或清水浸泡 1 小时,然后反复冲洗。能水煮的,用水煮 2 ~ 3 分钟,可以除去 90% 残留农药。应购买大型加工厂的粮食,而不要购买个体或加工地点不明的粮食。喝茶前应将茶叶用冷水洗一下,并弃去头道茶水。

看来,让全国人民吃上放心菜、放心粮、放心水果和放心茶的任务还十分艰巨,还需不断努力。

"毒鼠强":灭鼠还是灭人

　　剧毒鼠药在我国泛滥,不是灭鼠而是毒人。我国每年有 5 万 ~ 7 万人被鼠药毒倒,上万人死亡,其中最为常见的就是"毒鼠强"。

　　宋教授对此深恶痛绝,在国家级刊物《中国食物与营养》杂志,以及众多报刊上撰文,"泣血呼唤禁绝毒鼠强"。目的只有一个,那就是在中国大地禁绝毒性超过砒霜和氰化物百倍的毒药——毒鼠强,使数万冤魂得到慰藉,杜绝剧毒鼠药再杀人。

2002 年 9 月 14 日老鼠药"毒鼠强"毒倒南京 300 余名学生和工人,42 人死亡。消息传出,引起中央的重视和全国各行各业的关注。

"毒鼠强"本是灭鼠药,怎会成为人类的杀手?

1."毒鼠强"为祸众生每年杀人逾万

1997 年 6 月 30 日安徽省和县一所学校,100 多名学生食物中毒,其中 7 人死亡。经检验,引起中毒的元凶为鼠药"毒鼠强"。与南京"九一四"案件何其相似乃尔。

"毒鼠强"杀人案件全国各地多有发生,耸人听闻。

2000 年第一个工作日,河北省黄骅市发生了包括 5 名副市级领导在内的 33 名市委、市政府官员食物中毒事件。中毒者一个个口吐白沫、昏迷不醒、血压下降、全身抽搐,个别人甚至心跳停止。经过 70 余名医务人员昼夜抢救,才挽救了这 33 条生命。经公安和防疫部门追查,发现原来是一名犯罪分子投毒所致,毒药是他从市场上花 1 元钱买来的老鼠药。

1998 年北京市大兴县一农民,用在一面粉加工厂用自家麦子换回的白面烙饼吃,结果引起自家和邻居共 5 人中毒,13 岁的儿子不幸身亡。祸手是掺入白面中的"毒鼠强"。

2001 年 6 月,河南省南阳一市民,在一副食百货公司购买 2 元钱的玉米渣,食后全家中毒,她上大学的儿子经医院抢救无效死亡。同一时期食用该店出售的玉米渣和白面的共有 22 人中毒。后经公安部门侦察,原来是在该店工作的一名犯罪分子,将鼠药"毒鼠强"投入玉米渣和白面中引起。

2001 年 12 月 2 日广州市郊某制衣厂 300 多名在食堂就餐的工人"毒鼠强"中毒;2002 年 11 月 25 日广东省吴川县一幼儿园 70 名幼儿、2 名教师,食用含"毒鼠强"成分的饭菜集体中毒;2003 年 3 月 28 日广西蒙山县某学校 38 名学生,由于食用含"毒鼠强"成分的饭菜集体中毒;同年 7 月 8 日山西省柳林县某中学 84 名学生,饮用含有"毒鼠强"成分饮水集体中毒;同年 10 月 21 日湖北省川利县一农民办喜事,33 人由于食用含"毒鼠强"成分的米饭集体中毒;2004 年 3 月 29 日广东省电白县某中学 61 名学生,由于食用含"毒鼠强"成分的饭菜集体中毒……

以上案例均由不法分子投毒所致。不难看出,"毒鼠强"等剧毒鼠药,已经不再是灭鼠的制剂,而成为了犯罪分子杀人害命的"武器"。它的杀伤力远远超过了非法刀具和枪支。

"九一四"南京事件,以及上述各案件,都是犯罪分子投毒所致。然而由非投毒饮食途径而引发的"毒鼠强"中毒事件也屡有发生。

陕西临潼县一农民,听说路边汽车轧死一条狗,便与儿子一起将死狗抬回家。经过屠宰,煮了一大锅狗肉,一家人高高兴兴地大吃一顿。没想到,第二天全家 7 口人,无一幸免地发生急性中毒。后经医院抢救脱险,但却花去几千元钱医药费。原来此狗是吃了被"毒鼠强"毒死的老鼠中毒而发狂才被汽车撞死的。

前些年,在广西、江西、河南和安徽等地农村,常常有农民发生以抽搐为主要症状的"怪病",死亡率高,引起农民恐慌。1997 年和 1998 年间,江西省某乡村,频发村民倒地抽搐和口吐白沫"怪病",并引起3人死亡。一时迷信谣言风起,说是"妖怪"作祟,求神拜佛之风盛行,并最终导致全村居民浪迹他乡,330余公顷农田撂荒。1997年河南省一些农村出现以抽搐为主要症状患者,先后涉及8个县市的百余人,并引起10余人死亡。

是什么"妖怪"作祟?经有关部门调查,凶手又是"毒鼠强"。原来"毒鼠强"不仅可以通过饮食途径使人直接中毒,同时这种鼠药还能在土壤中长期存留,使水和农作物中鼠药含量过高,引起人体间接中毒。

1999年6月公安部和司法部在天津召开"全国鼠药中毒检验技术研讨会"。据会议的不完全统计,江西省1988年到1999年12年左右时间,就有千余人因"毒鼠强"中毒和死亡,同期全国许多省份都有数百人"毒鼠强"中毒。据不完全统计,近年来我国每年都有5万~7万人因鼠药而中毒,近万人死亡。鼠药中毒死亡人数竟为同期所有传染病死亡人数总和的3.84倍。1998年仅广西一地就发生"毒鼠强"中毒238起,中毒456人,死亡54人。

可见,"毒鼠强"等剧毒鼠药已经成为我国居民的杀手,已经成为我国居民健康和生命的大敌,已经成为社会公害。

2. 追缉"毒鼠强"

"毒鼠强"又名"没鼠命"、"424"、"三步倒"、"一扫光"、"闻到死"和"特效鼠药"等十数个名称。它是德国拜尔公司1949年研制出来的毒药,20世纪60~80年代曾在世界各国广泛用于灭鼠。

"毒鼠强"化学名称四亚甲基二砜四胺,其毒性特强,5~12毫克即可使人丧命,中毒者最短的在3分钟之内,即可因强直性全身抽搐和呼吸衰竭而死亡。人们都知道剧毒药砒霜，人们还经常在影视作品中看到，特务在被捕之后，嘴往衣服上一舔便立即倒地死亡，其衣服上涂的剧毒药物为氰化物，而"毒鼠强"的毒性竟为砒霜和氰化物的 100 倍。难怪一些犯罪分子要选用它来投毒。

"毒鼠强"等剧毒鼠药的危害还在于，它每年都会毒杀上百万只鸡、鸭、鹅、猪、狗等家禽、家畜，吃毒死禽畜肉也能使人间接中毒。

更有甚者，"毒鼠强"化学性质极其稳定，一般高温不能灭活，只有在 260℃ 以上高温才能使其分解。投洒鼠药后，会有相当部分由于雨水或灌溉而渗入到土壤中，由此引起水源污染和粮食、蔬菜中鼠药浓度过高，也能引起人体间接中毒。据研究，在经"毒鼠强"处理的土壤上种植冷杉，4 年后结出的果子仍然可以毒杀野兔。足见"毒鼠强"等剧毒鼠药对环境污染的严重程度。

3. 禁绝"毒鼠强"责任大如天

"毒鼠强"不但能毒杀老鼠，同时在我国每年还毒倒 5 万~7 万人，引起上万人死亡。显然，"毒鼠强"已经成为真正意义上的毒药了。既然如此，今天就再也不应该把它看成鼠药，而应当作为毒药对待。西方国家早已将之淘汰于鼠药之外，禁止销售。1986、1991 年我国公安部、化工部、农业部曾两次联合发文明令禁止生产、销售和使用"毒鼠强"；国务院也在《农药安全使用范围》和《农药管理条例》中，对农药的生产和使用作了规范。但是，一二十年过去了，"毒鼠强"不但没有销声匿迹，相反还愈来愈泛滥，据有关单位调查，在我国许多地方的鼠药市场上，"毒鼠强"所占份额都在 80% 以上。

为什么每年毒倒数万人，毒死上万人的剧毒品能在国家明令禁止十数年之后，仍然如此猖獗？原因之一是此药生产工艺技术简单,许多农民家庭都可以生产;同时,成本低廉,有利可图。我看,更主要的原因还是法治不严、有章不循、管理不力。

我国对剧毒化学品本来有着严格的管理规章,例如,对氰化物管理就十分严格:不能随意生产;一般商店不准经营;必须使用单位需经公安部门特许才能购买;使用单位严格使用、严格登记、严格管理 ,就像医院使用吗啡等药物那样严格。但是,对于"毒鼠强"等剧毒鼠药为什么不能这样管理,就是因为它们曾经是鼠药吗? 另外,法规有了,年年喊"禁"10 余年,但仍然会出现"九一四"这样的大案,每年仍然会有数万人中毒,上万人死亡,看来,不动真格不能解决问题。

2003 年 9 月,我国最高人民法院和最高人民检察院发布了《关于办理非法制造、买卖、运输、储存"毒鼠强"等禁用剧毒化学品刑事案件具体应用法律若干问题的解释》,规定从 2003 年 11 月 1 日起实行,该法规明确规定凡非法制造、买卖、运输、储存"毒鼠强"等禁用剧毒化学品的,如情节严重,最高可处死刑。法规有了,还需大力宣传,认真执行。

但愿数万名屈死冤魂不会白死,灭鼠的药饵不再杀人!

"瘦肉精":害人于有形

肉类食品含蛋白质高,容易被细菌污染,而引起食物中毒,尤其在气候湿热的夏季。但是,近年来人们吃没有被细菌污染的猪肉也照样屡屡中毒,这是为什么?

1. "瘦肉精"害人档案

1988 年广东省高明市一周内先后有 7 人由于喝猪肺汤中毒;同年 5 月,香港 17 位居民由于食用内地供应的猪内脏而发生中毒。2001 年 2 月 20 日广东省云浮市 25 位市民,由于吃猪肉或猪肺中毒;同年 8 月 22 日广东省信宜市 530 人食猪肉中毒;同年 11 月 7 日广东省河源市 484 人因为食猪肉中毒。据不完全统计,在 2000 年前后一二年时间内,广东和广西两地因为吃猪肉或猪内脏中毒者竟达 700 余人。难怪相当长一段时间两广很多居民不敢吃猪肉。尽管已经采取了一定监管措施,但 2003 年 3 月 13 日广东省佛山市又发生了近百人的猪肉中毒事件。

2000 年浙江省杭州市先后 2 次近百人吃猪肉中毒;2001 年 1 月 9 日杭州市余杭 50 余人因为吃猪肉或猪肝发生中毒。2003 年 9 月 30 日福州市农村一村民举行家庭宴会,其后 9 人中毒,毒源仍然是猪肉和猪肝。同年 10 月 18 日辽宁省辽阳市 39 人食猪肉又发生中毒。

以上食物中毒案例都是由于吃猪肉或猪内脏引起,毒源不是细菌或霉菌,而是一种俗称"瘦肉精"的化学药品。原来是生猪饲养者为了提高瘦肉率,在猪饲料里添加"瘦肉精"所致。祸首是"瘦肉精"。

"瘦肉精"中毒不但发生于吃猪肉或猪内脏者身上,偶尔也发生在吃其他食物之后。1999 年 10 月 26 日,浙江省嘉兴市余新镇 57 位村民由于食用水磨粉而发生"瘦肉精"中毒。原来是经营者同时经营添加"瘦肉精"的猪饲料,不经意间将"瘦肉精"混入了水磨粉中。2002 年安徽省广德县 50 位居民因吃鲢鱼而发生"瘦肉精"中毒。原来养鱼者为使鱼长得快、瘦肉多,而往鱼饲料中添加了"瘦肉精"。

"瘦肉精"的毒害绝不止上述地区,可以说全国各地未受"瘦肉精"毒害的地区很少。就以北京市为例,2000年6月抽查市场53份猪肉类样品,在3份猪肝中检出"瘦肉精"成分;2001年发生14例"瘦肉精"中毒;检测养猪场86头活猪,25%"瘦肉精"尿检阳性。2002年初市场猪肉类商品"瘦肉精"检出率高达28%。

　　以上事例足见"瘦肉精"危害之严重,流毒之广泛。

2. 追踪毒源

　　克伦特罗又名克哮素、氨哮素、盐酸双氯醇氨或氨双氯哮通,是一种人用平喘药,目前我国还在使用之中。这种药起效快,口服片剂后10～20分钟即见效;气雾剂仅需5～10分钟;栓剂10～30分钟起效。药效维持时间长,可达2～6小时。这是一种疗效好、起效快的止喘药。

　　20世纪80年代初期,美国一家公司意外发现,如果将克伦特罗添加在饲料之中,可以加速家畜生长,并能使瘦肉率提高。随后,这种药被一些国家作为饲料添加剂使用。几年之后,我国一些大专院校和科研单位向饲料加工厂和养殖专业户推广这种新型饲料添加剂。一些养猪场试用,确实能使猪生长加速,并可使瘦肉率提高10%,大家干脆将它称为"瘦肉精"。

　　为了提高猪的瘦肉率,在屠宰前20天必须连续喂食含"瘦肉精"的饲料,才能出现效果。不仅如此,喂饲剂量也必须大大加大,一般剂量超过人用剂量10倍,才能提高猪的瘦肉率。人们吃了这样的猪肉或内脏,其毒害可想而知。

3. 禁绝"瘦肉精"

　　通过进一步研究发现,克伦特罗在体内代谢慢,存留时间长,可以使试验小白鼠死亡;人过量服用可以出现头晕、头痛、恶心、呕吐、肌肉震颤、心慌和气短等症状;高血压、心脏病、甲状腺功能亢进和青光眼等病人服用,危险性更大,甚至可引起死亡。饲料中的克伦特罗在家畜肺及肝脏中含量最多,因此,消费者食用家畜肝及肺更易引起中毒。不仅如此,2001 年暨南大学朱伟杰教授研究还证实,"瘦肉精"能降低实验动物生育能力,甚至引起不育。故此,"瘦肉精"不仅一直未被国家主管部门认可,而且还成为饲料工业的"禁药"。

自 1997 年以来,农业部和一些地方政府多次发文,三令五申禁止在饲料中添加促生长激素、抗生素和一些化学合成药物。1999 年 5 月国务院颁布的《饲料和饲料添加剂管理条例》中明确规定,饲料和饲料添加剂不得添加激素类药品。2000 年 4 月农业部和国家医药监督管理局联合发出《关于查处非法生产、销售和使用盐酸克伦特罗等药物的紧急通知》。

4. 整治需出重拳

国家虽然三令五申,禁止在饲料中添加克伦特罗,但在对广东、广西、浙江、福建、湖南、江苏、上海和河南 8 省、自治区、市 500 多家饲料生产、销售和养殖企业调查发现,违禁药品检出率高达 19.8%。更有甚者,许多不法企业和商贩将违禁药品和饲料添加剂转入地下经营,到底数量有多大,就不得而知了。

饲料安全是食品安全的前提和保障。1999 年春,发生在比利时的"二恶英"事件,就是由于在家禽和家畜饲料中添加动物内脏和矿物油引起的。因此,广大居民关心饲料安全是有充分理由的。

但遗憾的是我国对于食品安全的检测和监督水平都

还较低,还不足以保证居民的食品安全。看来,禁绝"瘦肉精"还需要主管部门施出重拳,加大力度,并需饲料生产者、生猪饲养者和猪肉及猪产品消费者共同努力,才能达到目的。

剧毒:越冬甘蔗

　　每年春天,我国北方都有人因为吃甘蔗而中毒、致残或致死。宋教授对此痛心疾首,从1989年以来,不断在各种报刊上发表文章,告诫北方居民春天不要再吃甘蔗。2000年大连市决定,自3月5日后禁止甘蔗上市。2002年河北省一家报纸,将石家庄市自2月5日禁止甘蔗出售的决定,与转载的宋教授文章一并发表。2004年2月17日河北省邢台市又发生5名儿童甘蔗中毒,其中一名10岁儿童死亡。

　　为防止中毒、致残和死亡悲剧,预防霉变甘蔗中毒知识人人都应了解。

　　早春3月,10岁女孩李亚欧腹痛、腹泻,爸爸给她吃了一片黄连素。半小时后,亚欧频繁呕吐,并突然抽起风来。一家人惊慌不止,赶快拨打120电话。15分钟后急救医生赶入家门时,亚欧已经昏迷不醒,并仍全身抽搐不止。急救车将她送入儿童医院。此后3天,虽经医生多方抢救,但亚欧始终未能苏醒,最终不治身亡。医生诊断为"霉变甘蔗中毒"。原来,病前李亚欧曾啃食过一根甘蔗。就是这一根甜甜的甘蔗断送了这位连续3届校三好生和少先队大队长的生命。

1974 年 4 月 26 日, 3 岁的小女孩张梦林高高兴兴地与家人围坐在一起吃甘蔗。当晚, 小梦林突然呕吐、抽风, 并很快昏迷, 经医院抢救虽然生命保住了, 但却落下后遗症。如今, 30 岁的张梦林面部和四肢仍不断抽动, 四肢僵硬, 手呈鸡爪状, 不能走路, 不会讲话, 生活不能自理。一节甘蔗惹来终身瘫痪。

1992 年 5 月, 兰州市一退休工人从市场上购买 2 根甘蔗, 食后中毒。经抢救幸免死亡, 但却遗留下终身后遗症。

2004 年 2 月 17 日, 河北省邢台市宁晋县 5 名儿童吃甘蔗中毒, 一名 10 岁儿童死亡。

2004 年 2 月 25 日, 国家卫生部发出食品安全预警: 告诫人们小心霉变甘蔗中毒。

甘蔗是制糖的原料, 含糖量在 10% 以上, 而且其中 70% 左右为汁液, 甜蜜可口, 尤受儿童和青少年喜爱。甘蔗也是一味中药, 祖国医学认为, 甘蔗汁为解热、生津、润燥和滋养的佳品。但是, 食之不当, 甘蔗却可使人中毒、致残和致死。

甘蔗中毒主要发生在我国北方, 每年 2~4 月东北和华北各地均有儿童发病, 致残、致死现象已不鲜见。越冬甘蔗容易遭到霉菌污染, 早春气温升高, 甘蔗中霉菌大量繁殖, 产生霉菌毒素, 其中 3-硝基丙酸是一种剧毒神经毒素。这种毒素毒力特强。用霉变甘蔗汁灌入小白鼠、猫或狗胃中, 这些动物出现阵阵抽搐等症状, 并可因呼吸衰竭而致死亡。儿童中毒者一般在吃甘蔗后 2~3 小时发病, 最短者仅 10 分。潜伏期越短, 病情越严重。初始症状为恶心、呕吐、腹痛和腹泻, 有的出现黑色大便。部分病情严重者在其后出现神经系统症状, 表现为头晕、头痛、眼前发黑和复视 (看东西双影)。有的在消化道症状消失后,出现抽搐。发作时双眼上翻，头向后仰，牙关紧闭，四肢阵阵抽动。抽搐后进入昏迷。本症病死率高，致残率也极高。据统计，霉变甘蔗中毒后，其中一半死亡或留有终身残疾。由于儿童爱吃零食，同时抵御毒素的能力差，因此，霉变甘蔗中毒主要发生于儿童。

霉变甘蔗外皮失去光泽，尖端和断面可能有白丝状物，质地松软。去皮后，蔗肉由白色而变为粉红，并有酸霉味或酒糟味。但霉变不严重的，就不会有这么明显的特征。甘蔗久存，低糖浓度适合霉菌生长。冬去春来，气温升高为霉菌繁殖提供了适宜条件。因此，越冬甘蔗最易霉变，早春 2 ~ 4 月正是霉变甘蔗中毒的多发季节。

越冬甘蔗蕴藏致命毒素，奉劝大家不要吃。2000 年大连市决定，自 3 月 5 日后禁止甘蔗上市；2002 年石家庄市也作出规定：自 2 月 5 日后，禁止甘蔗出售。为了儿童的生命安全，希望北方各地的卫生行政部门，都能作出这样的规定。

希望家长、亲友和教师都能教育孩子，珍视健康和生命，春天不要吃可能使人致死、致残的甘蔗。

致癌毒物：二恶英

1999 年流火的六七月，"二恶英"污染事件成为中国新闻热点，几乎达到家喻户晓，人人皆知的程度。事件的经过前面初步提到：当年 3 月，比利时一些养鸡场的鸡出现脱毛、生长停滞和不生蛋现象，追查结果发现毛病出在饲料上。原来，该国 9 家饲料公司生产的饲料中混有矿物油和掺有动物内脏，并从中查出具有强致癌和致胎儿畸形的物质"二恶英"。这些公司生产的饲料同时还销往荷兰、法国和德国,不仅用以喂家禽,同时也喂家畜。一时间比、荷、法、德4国畜禽产品遭到世界各国禁食、禁售。比利时首相和政府官员也被迫辞职。我国卫生部也于6月10日宣布禁售比、荷、法、德4国奶粉和畜禽产品。随着7月初国家7部、署、局发出的解禁公告,这一席卷全国1月之久的新闻事件才告终止,报纸及其他新闻媒体再也见不到"二恶英"。

"二恶英"污染事件虽然已经过去,但人们不应该忘记它的教训。

其实"二恶英"污染事件不是始自当时。20世纪60年代日本曾发生震惊世界的"米糠油事件",引起日本九州地区几十万只鸡死亡,并造成日本和台湾地区居民大批中毒。后查明,事故的原因是米糠油中混入了有毒物质"氯联苯"。当时并不知道真正的罪魁为"二恶英"。10多年后,人们逐渐认识"二恶英",因此才知道该事件真正原因是"二恶英"污染。这一事件与此次发生在比利时的事件何其相似。据报道,越南战争期间,为了轰炸胡志明小道,美军曾在越南北部密林喷洒除草剂。由于其中含有"二恶英"成分,当年参战美军士兵体内至今仍然能查出"二恶英",更何况越南北部山区居民呢?

人们普遍将"二恶英"事件仅仅认为是一次国外的事故,而缺乏"狼来了"的意识。我国1998年曾发生过"毒猪油事件"。不法之徒从香港购入几大桶工业用猪油,到内地当成食用油销售。"二恶英"事件过后1个月,即1999年8月中旬,广东肇庆又发生毒油事件,由于食用掺杂矿物油的食用油,致使681人集体中毒。这两起事件不也可能是典型的"二恶英"污染事件吗?可惜我国的食品检验部门还不能进行"二恶英"检测,有关部门也未意识到"二恶英"污染的可能,因此并未按这一性质去处理。

通过"二恶英"事件，我们应当把食品卫生工作切实重视起来。1988 年由于食用污染毛蚶，上海、江苏 41 万（仅上海就有 31 万）居民染上甲型肝炎，创下世界肝炎流行之最。近年来全国每年都要发生食物中毒数千起，中毒数万人。上海、广东、江苏、山东以及全国各地屡发农药中毒事件，近年全国累计中毒人数已逾 10 万。上述地区居民一度对市场上的蔬菜望而生畏，甚至专拣有虫眼的购买，原因就是接连发生食用蔬菜所致农药中毒甚至致死的事件。1988 年由广东销往香港的蔬菜，引起香港居民多次集体中毒的事件，在国际上造成不良影响。

再看我们吃的粮食。前几年，一次全国好新闻评选，一等奖授予"粮食局长不吃白面馒头"的报道。说的是某地粮食局长从来不买市场上又白又大的馒头，因为他知道其中掺入了洗衣粉。另有数次报道，北京市和东北许多地区市场上卖的白馒头是用有毒硫磺熏制的。至于往面粉、面条、米粉中掺加漂白剂更是司空见惯的事情。全国不少地方的粮商，将已经发霉的大米，经过磨制、漂白、抛光方法加工，当成特等大米出售。至于用染料漂染小米、黄米更是家常便饭。

饮水质量优劣是关系人们身体健康的大事。2001 年 5 月，广东省卫生厅抽查市场饮水产品质量，结果合格率仅为 71.28%，其中瓶装纯净水为 66.6%，桶装纯净水仅有 50%。北京市 2001 年底抽查市场桶装纯净水、矿泉水质量，其合格率仅有 47.6%，主要问题是细菌超标和霉菌污染。全国的情况也如此，据对天津、浙江等 6 省市抽查，市场瓶装纯净水合格率还不足 60%。喝这样的水难保不拉肚子。这些都是饮水产品真品，而那些假冒产品的质量就更让人触目惊心了。北京市已经查获数起用自来水直接灌装而冒充纯净水和矿泉水者，有些还具有相当规模。

一次只已经制成的"产品"就拉了好几卡车。广州市曾查抄一家仿冒名牌饮料的特大地下生产线。该地下工厂将自来水直接灌入瓶中，配以色素、香精、砂糖或可乐液（二氧化碳），贴上花王碧液、怡宝蒸馏水、健力宝和百事可乐等伪造商标，随后秘密出售。仅只查抄的 700 多箱成品"饮料"及原材料，就价值近 90 万元。试想喝了这些灌装于瓶中几个月的生自来水，对健康不造成危害才怪！更何况其中还可能含人造色素和香精。更可忧虑者，是当前大城市市场上桶装水的用桶，其常常以废旧碟片、回收废塑料以及不能用于食品的 PET 材料制作。这些材料可能向水中释放出乙醛物质。乙醛不仅对人体肝、肾和神经系统有毒害作用，而且可以致癌。

市场上冷饮质量更糟。2004 年夏季，国家质检总局抽查北京、上海、天津、重庆、广东等 14 省市区的冷饮质量，合格率仅有 55.7%，其中冰棍更低，只有 36.7%。

粮食、蔬菜和饮水是人们每日不可缺少并赖以生存的食物，但从上述情况来看，人们对于其安全性不能不担忧。

"二恶英"事件似乎已经过去，但人们不应忘记它的教训。虽然我国尚未发现"二恶英"污染事件，这并不表明我国食品卫生状况比比利时好。恰恰相反，我国食品卫生状况比欧美国家要差得多。我们应当引以为戒，切实搞好食品卫生工作，否则"二恶英"污染事件不会离我们太远，甚至比"二恶英"更为严重的食物污染事件也会发生。

政府和有关部门应当完善食品监管体系，加大监管力度。应当逐步做到每个市场都能用简便方法随时检测蔬菜、水果和粮食中的残留农药，并应随时查没假冒伪劣食品，让人们买得放心，吃得安心。

生产者应对产品质量负责。农民必须具有一定农药知识，不使用剧毒农药；采摘蔬菜、水果应在喷洒农药达到可食用安全期之后。

消费者应当树立食品卫生意识，不买任何质量可疑食品。对于蔬菜、水果应当充分冲洗之后，再加工食用。

食品卫生问题是影响我国居民健康和制约国民经济发展的大事，全社会没有理由不去重视，不去治理。

转基因食品：吃还是不吃

当"基因"这个词汇日渐成为流行语时，转基因食品也悄悄溜上了普通百姓的餐桌。转基因食品到底是怎样的食品，它是造福人类的天使，还是祸害环境、危害健康的魔鬼？面对躲不开的转基因食品，你吃还是不吃？这些都是摆在每个中国公民面前不得不回答的问题。

1. 雀巢"巧伴伴"风波

上海市民朱燕翎女士，在她的孩子出生后的 3 年多时间内，一直为孩子用雀巢婴儿系列食品。2003 年 4 月她在网上发现，雀巢"巧伴伴"含有转基因大豆成分。随后，她把雀巢公司告上法庭，要求对她 3 月份购买的"巧伴伴"退一赔一，共计赔偿人民币 13.6 元。6 月 24 日上海市第二中级人民法院正式受理了朱女士的诉讼。

同年 12 月 14 日，朱女士以一名普通中国消费者身份飞抵瑞士雀巢公司总部，要求雀巢公司在中国采用与其在欧洲相同的政策，不销售转基因食品；如果在中国销售转基因食品的话，也需注明转基因成分。

法院委托上海市农业科学院生物技术研究中心对朱女士购买的"巧伴伴"进行了检测，结论是"巧伴伴"中含有转基因大豆成分。在审理中，雀巢公司提出异议，认为这一检测报告所采用的是该院自己的标准,应该采用农业部标准重新检测。法院采纳了雀巢公司的请求。2004年1月18日法院再次开庭时,上海农业科学院作证表示,采用农业部标准,检测结果显示雀巢"巧伴伴"中不含转基因成分。面对同一个产品,同一家检测机构得出的截然相反的检测结果,法院采信了后一个报告。2004年4月20日,时经一年的雀巢"巧伴伴"案有了结果,法院一审裁决:朱燕翎败诉。朱女士表示要上诉。同时在另一起起诉雀巢转基因标识的案件中,消费者已将雀巢"巧伴伴"送到德国的转基因检测权威部门进行鉴定。

看来,雀巢"巧伴伴"转基因标识风波至今未平。

那么,转基因食品问题到底是怎么样一回事?

2. 揭开转基因食品的面纱

在谈论这个问题之前,首先需要了解什么是基因。我们知道,世界上的所有生物,即各种动物和植物,其生物体组成的最基本单位是细胞,就像高楼大厦是由一块块砖构成的一样。细胞内充满着细胞浆,其中间为细胞核。进一步研究发现,细胞核内存在着具有遗传特性的染色体。再进一步研究发现,每个染色体上又包含许许多多决定遗传特性的基因。例如,人体内的每个细胞核中都含有23对染色体,而每条染色体上又包含2 000多个基因。实际上,等于讲每个细胞内约含有5万种以上基因,整个身体包含多少基因,只有用天文数字描述。

那么,转基因食品又是怎么回事?

转基因食品又称基因修饰食品,它是利用生物技术将不同物种的基因整合在一起所生产的食品,其目的不外是增加产量、提高营养价值或防止病虫害等。例如,牛奶营养价值较高,但对于人类婴儿来讲,它在许多方面都不如人奶。为了使牛奶营养成分能够接近人奶,过去通常采用改变已挤出来的牛奶成分的办法,例如,将奶油去除,换成植物油;增加乳清蛋白与酪蛋白比例;同时还增加一些维生素等营养成分。这就是市场上销售的各种婴儿配方奶粉。最近,国外研制出转基因"人奶"。该产品是将人奶中的蛋白基因注入牛体,从而使这头牛产生的奶接近于人奶。实际上,当前研制的转基因"人奶",并不是人奶,其营养成分只是在蛋白质方面接近人奶,而在其他许多方面还不行。也就是说,这项研究成果还是初步的。实际上,当前国际上生产的转基因食品以植物性食品最多,而动物性食品较少。1997 年我国批准了转基因西红柿(番茄)和甜椒的开发。我国地产西红柿不耐储藏,腐烂率高达50%,其原因主要是病毒感染。转基因西红柿就是将引起腐烂病毒的膜蛋白基因植入西红柿,从而生产出抗腐烂的西红柿新品种。据报道,这项技术仅只在新疆一年就节约各类储藏成本约 4 000 万元。

3. 转基因食品:魔鬼还是天使

据预测,地球上生产的食物只能养活 80 亿人口。2020 年以后世界人口将达到 75 亿,到 2050 年地球上的人口将激增至 100 亿。到那时,资源枯竭,食品匮乏,人们生活将难以为继。

面对未来的食品危机,转基因生物技术可能是一项有效对策。更何况,转基因技术还能提高食物的品质。

转基因食品极大地丰富了人们的餐桌,同时创造了可观的经济效益,但还是遭到许多人反对。据报道,2000 年2 月,英国爱丁堡激进人士上街抗议转基因食品。他们将转基因食品视为"人类杀手",抗议者扮成牛鬼蛇神,痛斥"魔鬼食品(转基因食品)"。3 月 27 日英国首相布莱尔公开承认，转基因食品可能对人体健康和环境带来危害。同一天，美国波士顿爆发反对转基因食品的大示威，3 500余人走上街头，展开 4 个小时的游行。示威者抗议食品制造商未对转基因食品进行试验，也没有为消费者提供足够的相关信息。

为什么这么多人反对转基因食品？

主要是人们对转基因食品的安全性，即它是否会对人体健康和生态环境构成危害，产生了忧虑。转基因技术毕竟是一门新生技术，以人类目前的科学水平尚无法精确地预测转基因生物可能出现的所有表现性状和遗传变异效应；同时，通过转基因技术植入宿主的基因可以在不同物种间转移，这些新的生物效应和基因的转移对人类和生态环境的影响都难以预测。例如，将病毒或细菌膜蛋白基因植入到农作物中，生产出转基因食品，然而，这种转基因食品中所包含的病毒或细菌膜蛋白基因会不会对人类致病？这种担心是十分必要的。

一些科学实验也让人们对转基因生物的安全产生了忧虑。1998 年苏格兰科学家普斯陶伊用一种转基因马铃薯喂养大白鼠，18 天后大白鼠器官生长异常，体重和器官重量减轻，免疫系统受损。1999 年美国康奈尔大学一个研究小组将 BT 基因玉米花粉，撒在乳草上，4 天之后斑蝶幼虫 44% 死亡，而对照组无一死亡。尽管有人对这两项研究的科研设计以及实验室与自然界的差异等问题提出质疑。但至少也加重了人们对转基因食品安全性的担心。

当前，全球已有近 4 000 项转基因技术研究，其中大多与食品有关，已有成熟技术的转基因食品有 8 大类 10个品种，如西红柿、大豆、小麦、玉米、油菜、马铃薯、西瓜、鱼、猪、牛、羊、鸡和食品发酵用的酶等。美国人称其国内市场出售的牛肉，90% 采用了转基因技术，粮食等农作物中至少一半以上改变了基因结构。我国从 20 世纪 80 年代开始进行转基因技术研究,至今共对上百项转基因项目进行了研究,其中植物 47 种、动物 4 种、微生物 31 种。20 世纪 90 年代初,我国首先投入开发的是抗病毒烟草和抗虫棉花;1997—1999 年,我国又批准大豆、玉米、西红柿、甜椒和油菜 5 个转基因食物品种(17 种食品)投入商业化生产。可以讲,转基因食品已经登上我国居民餐桌。

4. 转基因食品:管还是不管

1983 年世界上第一种转基因植物在美国诞生,很快便遍地开花,并成为商品,大量种植。到 2000 年,全球种植的转基因农作物已达 4 420 万公顷,其中 60% 在美国,其次是加拿大和阿根廷。我国也是转基因农作物 13 个种植国之一,2000 年种植面积为 30 万公顷。我国的转基因农作物不仅来自本国种植、生产,而更多的还是来自进口。1996 年我国转基因农产品进口只有 8 万吨,到目前已增至数百万吨,增加了数 10 倍。不仅如此,每年进口的含有转基因成分的食品数量更是无法统计。

我国既然是一个转基因农作物生产和进口的大国,百姓餐桌上的转基因食品当然少不了,不过不被所有消费者所知而已。2003 年 2 月,绿色和平组织在我国北京、上海、广州和香港,抽取 73 个市面上常见的食品样品,委托一家欧洲基因公司检测,结果在 13 个食品样品中检出转基因成分,检出率高达 17.8%。有人估计,我国城市居民吃的豆腐,每 2 块中就有一块为转基因大豆生产。

对转基因食品的态度,世界各国有很大差别。美国和加拿大等转基因农作物生产和出口大国持强硬的开放态度,主张转基因食品绝对安全,世界各国应对进口不作限制。欧盟国家则坚决反对。争议不断,贸易摩擦时有发生。日本等国则采取审慎态度。

1999 年初,转基因食品国际研讨会在美国哥伦比亚召开,与会 130 个国家中有 70 多个对转基因食品投入商业开发持反对意见,其中深受疯牛病和"二噁英"污染事件危害的欧盟国家是最坚决的反对派。不少人担心,转基因研究处于领先地位的国家,很有可能通过出口将转基因食品转嫁给发展中国家。

为了预防和控制转基因生物可能产生的不良影响,2001 年 1 月国际社会组织制定了《生物安全议定书》,计有包括我国在内的 113 个国家签署了此议定书。但作为转基因农作物生产和出口大国的美国,却拒绝签署。该议定书要求缔约国在向他国出口转基因产品时,进口国有知情权。事实上,一些转基因农作物生产大国,在向一些发展中国家出口转基因产品时,常常采取并不告知的做法。许多进口国将之当成普通农产品进口。

其实,就美国这样一个转基因农作物生产大国而言,政府的做法并不一定代表着大多数公众的意愿。在美国国内,转基因食品数量很多,但并不标识,普通百姓并不一定知道自己买的食品就是转基因食品。如果他们知道了会怎样? 2003 年美国广播公司进行了一次民意调查,在回答"在超市看到贴有转基因标签的食品,你买不买"的问题时,一半以上的人做了否定回答。

正因为各国政府对转基因食品进口持不同的态度,因此一些跨国食品公司就作出了不同的对策。例如,2001年 7 月美国宝洁公司宣布,收回该公司在日本境内的 800 万罐用转基因马铃薯生产的薯片,因为日本禁止转基因马铃薯销售。雀巢、卡夫和联合利华等跨国食品公司,在欧洲承诺不使用含有转基因成分原料生产食品,但对我国就没有这样的承诺。

我国政府对转基因生物采取既开放而又加强管理的策略，即既支持转基因生物的研究、开发，而又充分重视它们的安全。

　　1993年12月24日，国家科学技术委员会发布《基因工程安全管理办法》；1996年7月10日农业部发布《农业生物基因工程安全管理实施办法》；2001年6月6日国务院发布《农业转基因生物安全管理条例》；2002年3月农业部又发布了《农业转基因生物管理办法》。《条例》和《办法》规定转基因生物不得随意开发，即转基因食品不得随意生产，必须得到批准；转基因农作物进口也必须获得批准；用转基因原料生产的食品必须在标签中明示。

　　为什么对转基因食品实行标签明示制度？因为在既没有科学证据证明转基因食品绝对安全，也没有直接证据证明它不安全的情况下，采用"知情选择"已成为许多国家的共识，即将知情权和选择权交给消费者。迄今为止，全球已有30多个国家和地区宣布对转基因食品实行"标识管理制度"。

　　法规虽然有了，但执行起来却十分困难。我国直到2003年上半年，还没有一种转基因食品实行标签明示。2003年7月初北京市农业局检查市场销售的食用植物油，14家企业的22种用转基因原料生产的食用植物油，无一标识。迄今为止，仅限于食用植物油对转基因成分进行了标识。其他食品呢？如转基因番茄、甜柿、玉米以及用转基因大豆或玉米为原料生产的食品却并无标识，有关部门也并未对它们实施必要管理。看来，对转基因食品的科学管理，以及真正还消费者对转基因食品的知情选择权，还有待时日。

5. 转基因食品：吃还是不吃

通讨上述内容我们了解到，转基因食品是一种通过现代技术生产的产品，它可以提高农作物产量、防止病虫害，或提高食物的品质。自 1983 年问世以来，在全世界已食用 20 多年，迄今还没有任何一篇人类因食用转基因食品致害的报告。但是，不少医学家、人类学家以及环保专家担心这类食品可能对人体带来迄今还未被发现的危害以及破坏环境，破坏大自然的生物多样性。同时，也有少数动物实验显示转基因食品可能危害机体健康和破坏环境。也就是说，对于转基因食品人类还了解得不深，既无无可辩驳的科学证据证明它无害，也无直接证据证明它有害。

普通百姓无权决定生产不生产或销售不销售转基因食品，但他们应当充分享有知情选择权。对此，老百姓有权要求政府决不能允许未被批准生产或进口的转基因食品销售。对于已被批准生产或进口的转基因农作物，或以它们为原料生产的食品，应当在标签中明示含有转基因成分。

面对标签已标示含有转基因成分的食品，购买不购买和吃不吃它，选择权完全在消费者。但不应当简单地回答是或否，而应当在充分了解转基因食品的科学知识之后，再做决定，这才是对自己知情选择权的尊重。显然，应当把学习相关知识放在选择商品之前，这才是科学的决策。

我国有2.4亿人体重超重，7 000多万人肥胖，减肥已经成为社会热门话题。但是，真正减肥成功者并不多见，多数肥胖者是减了再胖，胖了再减，越减越胖。其原因在于不了解肥胖发生原因，也没掌握科学减肥的正确方法。

1999～2001年，宋教授在北京，为700多名儿童和青少年、800余名成人，成功实施减肥，并指导他们建立良好的饮食习惯和天天做有氧运动的习惯。宋教授不厌其烦，每周与减肥者会面一次，从开始指导他们直至确信其科学饮食和运动行为的习惯已经养成为止，大约需要6～9个月。追踪2年，这些人中92.4%减肥未反弹。北京电视台和中央电视台青少年频道均录制过专题节目。中央电视台第4套节目还为宋教授制作过上下两集的专题片播放。希望肥胖朋友都能了解宋教授科学减肥的理论与方法。

第8篇
编辑提示

第 8 篇

旁观减肥热潮，科学对待肥胖

在我国，肥胖已经成为流行病，减肥已经成为社会热潮，小至十来岁的女孩，大至七八十岁的老人都在谈论减肥。然而，减了再胖，胖了再减，越减越胖绝不是个别现象；本来并不肥胖，甚至消瘦者也进行减肥，结果钱没少花，不但没能买来健康，反而增添无限烦恼，甚至招致本不该有的疾病者，也大有人在。

看来，肥胖与减肥的问题必须科学对待。

社会流行病：肥胖

全球 8 亿多人吃不饱饭，在许多地区营养不良仍然是影响健康的主要问题。但是，在更多的国家肥胖却成为挥之不去的社会顽疾。据报道，全世界 1/4 的人体重超重，即 12 亿人体重超重，3.12 亿人肥胖。

在发达国家，肥胖已经成为一块社会心病，不但影响居民健康，同时也制约着经济发展。美国成年人 61% 体重超重，35% 的女人和 31% 的男人肥胖，每年死于与肥胖有关疾病者高达 30 万人。英国 58% 成人超重，俄罗斯这一比例为 54%。

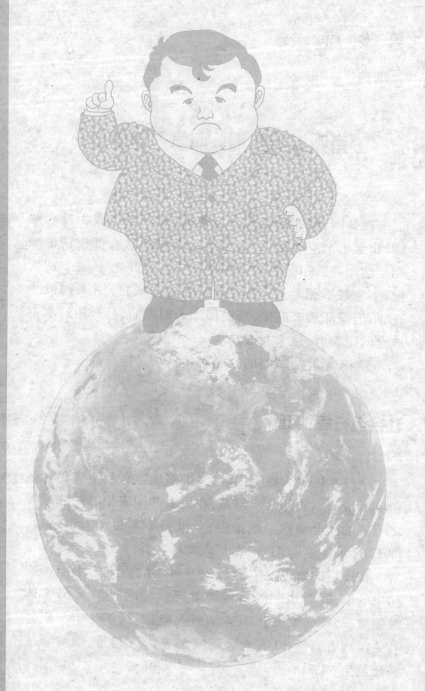

我国居民吃饱肚子的时间还不很长,但随着生活水平的提高,肥胖却接踵而来。据保守估算,我国有 2.4 亿人体重超重,至少有 7 000 万人肥胖。据调查,从 1984 到 1992 短短 9 年时间里,我国肥胖率就增加了一倍。2004 年 10 月 12 日国务院新闻办公室发布的"中国营养与健康状况调查"显示,我国成人肥胖率,2002 年与 1992 年相比上升了 97%,即近 10 年又翻了一番。难怪有人说,我国肥胖增长的速度远远超过国民经济增长速度。

　　我国许多大城市居民肥胖率已经接近西方发达国家水平,例如,北京市 2002 年 3 月发布的国民体质监测报告提到,20 ~ 69 岁成年男性 58.7% 体重超重,女性为 53%。北京市在我国是一个经济发达地区,但比起西方国家的大城市,无论国民经济还是居民生活水平都还相差甚多,但肥胖率却与他们没有太大区别。从肥胖增长速度看,北京人 20 年达到的水平已经与西方国家上百年达到的相一致,这不能不说是中国人的一大失败。

　　儿童和青少年肥胖的增长更是达到了惊人的速度。据教育部、卫生部等 5 部委对全国 30 万名 7 ~ 22 岁的学生进行的调查表明,1988 至 1997 的 10 年期间,男生肥胖率从 2.70% 上升至 8.65%;女生从 3.38% 上升至 7.18%,10 年翻了一番半。发达国家儿童肥胖率大约为 20% 左右,如美国为 22.5%、俄罗斯为 21.5%,欧洲各国 10% ~ 20% 不等。因此,一般将 20% 作为儿童肥胖高发的警戒线。5 部委调查我国城市儿童肥胖率已高达 12.03%,其中大城市更高,如北京市中小学生肥胖率已突破 20% 的警戒线,达到 20.6%。北京市个别地区中小学生肥胖率甚至达到天高:25% ~ 30%。

　　肥胖已经成为一大社会问题,其原因不但在于肥胖人口数量大,并不断增多,而更重要的还在于盲目减肥、不科学减肥给肥胖者健康带来不必要的损害,甚至危及生命。同时,减肥狂潮也引起巨大的资源浪费。

因为不科学减肥而丧命的事件时有发生。天津市一位 82 岁的老太太,迷信辟谷减肥,只吃少量蔬菜、水果,而不吃主食。第一二次分别进行了 50 天和 80 天,第三次进行到 123 天时突然抽风、昏迷,终致死亡。2001 年上海市、2002 年北京市女中学生节食减肥引起死亡。全国其他不少地方也都发生过少女不当减肥引起死亡的事件。

河北一妇女,在生小孩前和喂奶期间减肥,忽略了膳食营养。后出现全身肌肉无力、抽筋、全身骨痛,并发现胸前凹凸不平,经医院诊断为减肥不当引起的"骨质软化症"。

哈尔滨一位 19 岁女孩,听说抽血可以减肥,便请护士朋友为自己抽血 600 毫升。后出现低热,全身严重无力,经治疗无效,最终发生心慌、气短、呼吸困难,医院诊断为"心内膜炎、主动脉赘生物"。后经开胸手术才保住了性命。

四川曾流行喝尿减肥。一位 30 岁女士,坚持喝尿减肥,后出现恶心、呕吐、眩晕、狂躁和抽搐等中毒症状,经抢救脱险。

广州市一女中学生,喝洗衣粉减肥中毒。

北京市一男青年听说吸毒能减肥,便真地吸起毒来。体重倒是减下来了,但因为贩毒却被判处了徒刑。

看看盲目减肥已疯狂到怎样的程度,让多少人付出健康乃至生命的代价!肥胖本来就是一种新时代的瘟疫,盲目减肥热更把许多肥胖者推向了丧失健康的深渊。

肥胖与减肥都必须科学对待。

肥胖：疾病的一种

　　有一位朋友提出这样的问题："我的孩子肥肥胖胖，看起来很'结实'，但却经常得病，这是为什么？"看来这位朋友只把肥胖看成是人的体态不同，并没有认识到肥胖不仅是一种疾病，而且是十数种慢性病的根源。

　　在我国居民温饱还未解决之前，人们把肥胖称为"发福"和"富态"，将肥胖与幸福和富有联系起来。近年来世界上流行以瘦为美，我国也不例外，尤其在年轻人当中。他们以胖为丑，但并未将肥胖与疾病联系起来，对肥胖损害健康少有认识。

　　1996 年 5 月在世界肥胖大会上，世界卫生组织肥胖病研究机构主席菲利普·詹姆斯宣布："肥胖已日益成为影响人类健康的一种全球性流行病。"肥胖是疾病，这是全世界各国专家和世界卫生组织的一致结论。

　　肥胖呈现在表面的是皮下脂肪的增多，其实，肥胖者身体内部同样有过多脂肪堆积，例如在腹腔内，在脏器周围，在器官内部，以及在全身各组织器官内的全部细胞之中。由此可见，肥胖者脂肪的增加是全身性的，尤其是细胞内脂肪的增加会影响其功能，因此，对全身各组织器官功能都可能造成影响。

　　人的免疫系统由体液免疫和细胞免疫构成。体液免疫即平时说的抗体；细胞免疫主要通过部分白细胞实现。肥胖的人，由于产生抗体和免疫细胞的器官内脂肪增多，影响其产生抗体和免疫细胞的能力，因此，其全身免疫功能必然降低。不仅如此，肥胖者腹腔内脂肪增多，将横膈上推，胸腔有效体积缩小，肺活动受限，明显影响呼吸功能,容易反复发生感冒和气管炎等呼吸道感染。由此可见,肥胖的人虽然白白胖胖,但全身免疫力低下,反复发生呼吸道、消化道或其他全身感染就是情理之中的事情了。

1. 肥胖还会引起许多慢性疾病

1)高血压

据统计,肥胖人群高血压发生率高达 22.3% ~52.0%,而我国正常体重成人患病率仅为 3% ~10%,平均 7.8%。当体重超重在 10% 以内时高血压发生率为10.3%,比正常体重的人略有增加;超重 10% ~20% 时,高血压发生率为 19.1%,相当于正常体重人群的 2.5 倍;当超重 30% ~50% 时,高血压发生率高达 56%,为正常体重人群的 7.2 倍。可见,中度以上肥胖者中一半以上会发生高血压。

2)高脂血症

高脂血症是指血内中性脂肪(甘油三酯)和胆固醇(低密度脂蛋白胆固醇)的增加。肥胖者体内脂肪增加,血液中脂肪也会相应增加,因此,中重度肥胖者一般均伴有高脂血症。而高脂血症却恰恰可以诱发动脉硬化、高血压、冠心病和脑血管疾病。

3)冠心病

据国外调查,肥胖者与体重正常者相比,冠心病发病率为 5∶1。北京地区普查资料表明,超重者冠心病发病率为 7.84%,非超重者为 3.15%,超重者比体重正常的人冠心病发病率增加 1.5 倍。可见,肥胖使冠心病发病率大为增加。

不仅如此,肥胖诱发的冠心病猝死的机会也大为增加。据国外资料显示,肥胖诱发的冠心病猝死率比体重正常的同龄人高 4 倍。肥胖者心肌细胞之间存在大量脂肪,正常人心肌为红颜色,脂肪为乳白色,而肥胖者心肌并非红色,却形成所谓的"虎皮心"。其结果必然造成心肌缺血、缺氧和心电不稳。同时,心包腔内大量脂肪堆积,将严重影响心脏运动。由此两条,不难理解肥胖诱发冠心病并大大增加猝死机会的原因。

4)脂肪肝

正常人肝脏中脂肪约占肝脏湿重的 3% ~5%,如果肝脏中脂肪增加 1 倍即为脂肪肝。据国内资料显示,重度肥胖者 90% 伴有脂肪肝。严重脂肪肝必然影响肝功能。

5)糖尿病

人血液中的葡萄糖有赖于胰岛素的作用,才能为身体各部分的细胞所利用。1 型糖尿病患者胰岛素分泌不足,血液中葡萄糖不能被充分利用,出现血糖增高,并出现尿糖,同时全身各组织细胞均可因长期糖供给不足而发生病变。同时,细胞利用葡萄糖还有赖于胰岛素受体的作用,即在受体的作用下,胰岛素才能发挥其生理功能。肥胖时,全身细胞的胰岛素受体不敏感,胰岛素不能充分发挥作用,这就是所谓"胰岛素抵抗"现象。因此,尽管胰腺拼命分泌胰岛素,经常使血液处于高胰岛素状态,但由于细胞胰岛素受体不敏感,而使胰岛素利用不足,发生与 1 型糖尿病时胰岛素分泌不足同样后果,这就必然会引起糖尿病症状。这就是肥胖引起 2 型糖尿病的机理。

据统计,正常体重人群糖尿病发病率为 0.7%;超过标准体重 20% 者,糖尿病发病率为 2.0%,为正常体重人群的 2.86 倍;超过标准体重 50% 者,糖尿病发病率高达 10%,为正常体重人群的 14.3 倍。有人观察 10 年以上肥胖的人群,其糖尿病发病率高达 34%,即其中有 1/3 左右患糖尿病。这样的患者不仅病情严重,不易治疗,同时病死率比正常体重糖尿病患者高 2.5 倍。

6）胆结石

胆结石的形成与胆汁中胆固醇浓度增高有关。肥胖者血中胆固醇浓度升高，其原因当然是肝脏分泌胆固醇增多，而肝脏分泌的胆固醇，是要随胆汁进入胆囊而浓缩的。因此，肥胖者胆结石发生率一定会比正常人高。

据观察，肥胖男人比正常体重者胆结石发生率高2倍；而肥胖女人则高3倍。30%肥胖的人在手术时发现胆结石，而体重正常者仅有5%。肝组织活体病理检查发现，50%肥胖者合并有胆结石和胆囊炎，并且随肥胖程度加重而增高。

7）性发育障碍

人出生后性发育很缓慢，只有进入青春发育期，才会突飞猛进地发育。肥胖儿童、少年性器官以及控制性发育的脑垂体，其细胞之中存在大量脂肪，严重影响它们的功能。不仅如此，胖人脂肪中还存在一种使男性（雄）激素转变为女性（雌）激素的物质，脂肪越多，雄激素转变为雌激素的就越多。因此，肥胖严重影响儿童、少年性发育，其表现为女孩性早熟和男孩女性化。

肥胖女孩有的出现性早熟现象，第二性征提早出现：八九岁乳房即开始增大，十来岁就出现月经初潮。但这样的儿童就像燃烧过的炭火一样没了后劲，最终会导致性发育不良。步入青春期后，性早熟的女孩常常表现为性功能低下，月经不调，常常出现闭经，并可能导致不育。

肥胖男孩的女性化问题更加严重。这样的男孩胡须、腋毛和阴毛常常较少，声音尖细，很像女人。阴茎细小有如孩童，睾丸小而不发育。有些极重度肥胖少年，其乳房高度发达，甚至有如生过孩子的妇女一样。严重女性化的肥胖男青年缺乏男人表象，缺少性欲，精子缺乏或减少，甚至不育，被称为"生殖无能症"，给建立家庭和生育子女都带来严重不良后果。他们的心理压力很大,甚至有的为此而自杀。

据哈尔滨医科大学调查,在体重严重超重的 7～12 岁儿童中,90% 的男孩和 50% 的女孩,由于脑垂体脂肪化,直接引起性发育迟缓。

一定要重视儿童的性发育,从 8 岁开始每年应进行两三次生殖器官检查。

从以上内容不难看出,肥胖是一种严重影响健康的疾病,是许多慢性疾病的根源,预防肥胖是全社会的责任。

肥胖不仅损害身体健康,同时也会带来许多社会问题。据美国一份资料显示,肥胖女孩结婚几率比不肥胖女孩低 20%;年均收入少 6 710 美元;处于贫困线的可能较正常体重女孩高 10%。

肥胖还会加大国民经济支出,为财政带来沉重负担。我国缺少因肥胖带来经济支出的统计。在美国,肥胖及由肥胖引起相关疾病的治疗,每年就要花掉 1 170 亿美元。

肥胖寻因:遗传,还是饮食失衡

有人说肥胖是一种遗传性疾病,我父母亲肥胖,我必然难逃肥胖危运。

肥胖的确具有遗传倾向。有人做过调查,双亲均不肥胖家庭,子女肥胖几率为 20.9%;父母只有一方肥胖,子女肥胖几率为 40%;而双亲都肥胖家庭,其子女肥胖几率高达 70%。肥胖父母的子女为什么也容易肥胖,可能与他们对能量的消耗率低有关。美国麻省理工学院做过一项研究,观察 18 名婴儿,其中 6 名为瘦母亲所生,12 名为胖母亲所生。给予同等量食物,结果胖母亲所生婴儿比瘦

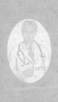

母亲所生婴儿代谢率低 26%，即储存能量多 26%。到 1 岁时这些婴儿明显胖起来。这就是为什么有些肥胖者并不一定比别人吃得多的原因所在。

然而，即使是具有遗传因素的人，仍然有相当多的机会不发生肥胖；而家庭中完全没有胖人的人群中，却仍然有不少于 20% 的人会发生肥胖。显然，遗传因素只是肥胖发生原因中的一个条件，而不是必然成因。

无论是否具有遗传因素，肥胖发生的根本原因都在于能量失衡和营养物质的不平衡。

1. 能量入超：肥胖发生的主因

人类有 4 000 余种食物，可为人体提供蛋白质、脂肪、碳水化合物、各种维生素、各种矿物质与微量元素、水以及膳食纤维素 7 大类数十种营养素。在这些营养素当中，蛋白质、脂肪和碳水化合物除为人体提供营养物质以外，还会提供能量，是供给人体能量的营养素。

人的生命和健康除需要各类、各种营养物质外，还需要能量。例如，人的心脏每分钟约跳动 70 次，1 小时就要跳动约 4 200 次，每天就要跳动约 10 万次。心脏每跳动一次，一侧心室要挤出 70 毫升血液，将其输送到全身。每分钟心脏挤出的血液就有 4 ~ 5 千克之多。每天经心脏输出的血液竟有约 7 000 千克。心脏每天的工作量相当于将 24 千克重的物体提到 1 万米的高空，这需要消耗多少能量！除心脏之外，肺的呼吸运动；胃肠道消化、吸收食物；泌尿系统排出废物……都需要消耗能量。这些是为维持生命而消耗的能量。另外，生活中的坐、站、走、做家务、工作、劳动和运动都需要大量消耗能量。汽车能够奔跑，靠汽油燃烧提供能量；人体的能量来源唯有饮食，即靠食物中的蛋白质、脂肪和碳水化合物 3 种营养素代谢供给。

综上可见，人通过饮食摄入能量，然后通过生命活动、生活活动、工作、劳动和运动把这些能量消耗掉。对于成人，如果长期摄入的能量与消耗的能量基本差不多，即达到能量摄入与消耗的平衡，收支相抵，那么体重就基本保持不变。如果长期摄入的能量低于消耗的能量，人的体重就会下降，严重的还会发生营养不良。反之，如果长期摄入的能量远远高于消耗的能量，多余的能量就会以脂肪的形式贮存在身体内，体重就会增加，人就要发生肥胖。显然，肥胖是由于人体能量入超造成的，其表现为身体内脂肪数量的增加。

人与人之间，食量不同，食物组成不同，能量消耗也不相同。就能量消耗而言，生命活动、生活活动所消耗的能量不会相差很多，但工作、劳动和运动消耗的能量相差却很悬殊，例如坐办公室工作的人与重体力劳动者、一般人与运动员、不运动的人与天天运动的人，他们的能量消耗差别就会很大。可见，能量消耗的差别主要在于体力活动方面。可以通俗地讲，吃得多活动得少，是肥胖发生的主要原因。

儿童和青少年与成人不完全相同，他们还有特殊的能量需要，那就是生长发育所消耗的能量。对于他们而言，如果长期摄入的能量，超过生命活动、生活活动、学习、工作、运动和生长发育消耗的能量，就会发生肥胖。

为什么吃同样多的食物，做同样的体力活动，有人胖，有人就不胖？甚至有些人讲，我"喝凉水都长肉"。当然，这是夸张，其真正意思是说：我吃得不比别人多，但我却比别人胖。科学告诉我们，人的食量是否过大，不能与别人相比，而要自己与自己相比，即看你通过食物获得的能量是否远远超过消耗的能量。摄入的能量长期超过自身能量消耗，就会发生肥胖，尽管你的食量可能并不比别人大。

2. 膳食不平衡：肥胖必不可少的原因

通过上述内容得知，能量入超，即摄入的能量超过消耗的能量将导致肥胖。

人体能量来源唯有食物，而能够为人体提供能量的营养素仅有蛋白质、脂肪和碳水化合物3种。而蛋白质是构建人体最主要的物质，一般不作为能量被消耗。可见，人体消耗的能量主要是由脂肪和碳水化合物两种营养素提供。1克碳水化合物或1克蛋白质可以提供能量4千卡，而1克脂肪却可供能9千卡。这就是为什么人吃了高脂肪食物不爱饿的原因所在；也是人体能量入超后，多余的能量为什么会以脂肪的形式储存于体内的道理。

肥胖是长期吃得多活动得少造成的。吃得多，主要指脂肪和碳水化合物摄入过多，而与其他营养素，如各种维生素、矿物质与微量元素、水及膳食纤维素的摄入量无关。后面这些营养素长期过量，也会引发身体功能障碍，但不会引发肥胖。

多数肥胖者，食量比正常人大，每次进食不吃到沟满壕平，不吃到12分饱不肯罢休。同时，他们还零食不断，睡前也要再加一餐。喜吃油腻，喜吃甜食，喜欢冷饮，喜喝高糖饮料，这些都使肥胖者进食量大，脂肪、碳水化合物摄入过多，使能量摄入远远超过正常人，加之不爱活动，则必然会导致或加重肥胖。

另外，通过前面"健康离不开膳食纤维素"的章节内容得知，现代人普遍缺乏膳食纤维素，这使脂肪与胆固醇吸收过多。膳食纤维素的缺乏可引起便秘使脂肪与碳水化合物吸收增多，还可引起高血糖，使细胞内能量供给增多。另外，含膳食纤维素多的食物提供的能量必然较少，反之，含膳食纤维素少的食物提供的能量必然较多。总之,膳食纤维素缺乏是肥胖发生的一个重要原因。因此,现在世界上流行一种减肥方法——膳食纤维素减肥法。

综上可见,能量不平衡,即能量入超,亦即吃得多活动得少是肥胖发生的主因。就营养物质而言,膳食纤维素缺乏和脂肪、碳水化合物摄入过多,是肥胖发生不可缺少的原因。

肥胖标尺:科学判断肥胖

对于肥胖,似乎与其他疾病不同,不必由医生去诊断,人们用眼一看,便知道胖不胖。对于许多女青年,她们心目中也有着自己的体形标准,认为自己的体重只有达到什么样的一个标准,才算正常。

对于重度肥胖,一目了然,谁都能够判断。但是对于超重或轻度肥胖,判断起来却不那么容易。近年"以瘦为美"成为社会风气,减肥成风,尤其女孩子动不动就节食或吃药减肥。但她们到底肥不肥胖,却很少有人科学对待。本不肥胖者进行减肥的现象十分普遍;因为不肥胖减肥而伤身,甚至牺牲性命者也屡见不鲜。

1994 年,四川一位 26 岁女青年,身高 1.62 米,体重 50 千克。她对自己的身材十分不满意,认为"太胖",便开始节食减肥。每餐只吃少量主食和素菜,不再吃肉和其他食品。4 年后,她已瘦骨嶙峋,风吹欲倒,一副骷髅相,体重下降到不足 37 千克。因为厌食、体力不支和贫血就医。她不仅被诊断为神经性厌食和重度营养不良,而且,通过检查还发现严重肾下垂。其实,这位女青年不但不肥胖,而且本来就较消瘦。

2001 年初,上海市一位 15 岁花季少女,身高 1.65

米,体重 54 千克,总嫌自己"太胖",于是,只吃蔬菜、水果,不吃其他主副食。体重倒是很快减下来了,但不仅形销骨立,全身无力,而且不再能进食,吃什么吐什么。经医院检查,诊断为神经性厌食、重度营养不良,后导致多脏器衰竭、造血功能障碍,最终因脑溢血而失去年轻的生命。死时体重只有 30 千克。这个女孩"减肥"前不仅本不肥胖,而且体重偏低。

看了以上事例,不仅为社会上流行的"以瘦为美"、"病态骨感美"的社会风气而忧虑,更为人们普遍对肥胖缺乏判断能力,不知道什么是真正的肥胖而悲哀。看来,学习一些简便易行的肥胖科学判断方法是十分必要的。

什么是肥胖?只有身体内的脂肪异常增加,才是肥胖。单纯以体重判定肥胖显然并不科学,因为,第一,如果一个人体重超重,但超出部分不是脂肪,而是肌肉,那就不是肥胖,例如,拳击、举重或健美运动员。第二,人的体重与身高存在密切关系,例如,一个 1.50 米和一个 1.90 米身高的人体重相同,1.50 米的矮个子必然肥胖臃肿,而1.90 米的高个子则显得消瘦。

看来,只有测量身体内脂肪含量,以体脂超标来判定肥胖最科学。然而,人体脂肪的检测方法,不易精确,而较为精确的方法,例如:身体密度测定法、总体水含量测算法、总体钾放射测定法、B 超测定法,以及中子激活新技术等方法,由于其要求较复杂设备、费时以及需要的费用较高等原因,没有办法用在日常诊断上。

当前市面上流行的用生物电阻抗技术生产的简易体脂测定仪,使用方便,经济省时,但极不准确,不能作为肥胖诊断方法,只能用为参考。

适合家庭应用的肥胖判定方法有标准体重法、指数法以及腰围测量法等。

1. 标准体重法

标准体重（理想体重）的获得，过去常采用以下公式计算：

男性标准体重（千克）＝身高（厘米）－105

女性标准体重（千克）＝身高（厘米）－100

后来考虑到我国南北方居民的体质差别，有人又提出如下公式：

北方人标准体重（千克）＝［身高（厘米）－150］×

0.6＋50

南方人标准体重（千克）＝［身高（厘米）－150］×

0.6＋48

另外，也可以通过查表获得标准体重。查表法比用公式计算更加准确。标准体重表一般按身高查出相应体重。这种表一般男性和女性分别设两个表，数值并不完全一样。但进一步研究发现不同年龄同样身高的人，体重也有小差别。因此，更精细的标准体重表除有性别、身高相关项目外，把年龄也作为一个项目加进去。（表见书后附表1至附表2）

获得自己的标准体重，再测出自己的实际体重，就可以通过计算算出肥胖度。

肥胖度（％）＝（实际体重－标准体重）÷标准体重×100％

如果计算结果在标准体重±10％以内，即属正常；如低于20％以下为消瘦；在＋10.1％～19.9％之间为超重；在＋20％～29.9％之间为轻度肥胖；在＋30％～49.9％之间为中度肥胖；大于或等于＋50％为重度肥胖。见表8.1。

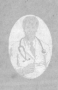

表 8.1　用标准体重判定肥胖度

肥胖度	消瘦	正常	超重	轻度肥胖	中度肥胖	重度肥胖
计算结果	≥ -20%	±10%以内	+10.1%~19.9%	+20%~29.9%	+30%~49.9%	+50%

2. 指数法(BMI)

亦称体质指数或身高体重指数,英文名称为 Body mass index(BMI)。这一方法是世界卫生组织推荐,全世界各国通用的方法,在各种简易、实用的肥胖诊断方法中是较为科学的一种。

BMI 考虑到体重与身高的关系,采用公式进行计算。

BMI = 体重(千克) ÷ [身高(米)]²

例如:某人体重 70 千克,身高 1.70 米,计算结果为:

BMI = 70 ÷ (1.70)² = 24.2

即此人的 BMI 为 24.2。

另如,一位体重 65 千克,身高 1.59 米的人,计算结果为:

BMI = 65 ÷ (1.59)² = 25.7

即此人的 BMI 为 25.7。

计算出来 BMI 数值后查表判断自己的体重是否正常;如果肥胖,则还可判断是属于什么程度的肥胖。

过去用的 BMI 诊断标准是世界卫生组织公布全世界通用的。但后来发现,中国人和东亚人肥胖常以腹部肥胖为主,即多为腹型肥胖。而腹型肥胖对内脏危害更大,更容易导致高血压、冠心病和糖尿病等疾病。因此,BMI 诊断标准应更严格。

表 8.2 是 2002 年世界卫生组织公布的亚洲人 BMI 诊

断标准,适用于 18 岁以上的中国人和亚洲人。

表 8.2　中国人和亚洲人 BMI 标准

项目	体重过低	正常	超重	轻度肥胖	中度肥胖	重度肥胖
BMI 数值	<18.5	18.5~22.9	23.0~24.9	25.0~29.9	30.0~39.9	≥40.0

例如,上述第一人,体重 70 千克,身高 1.70 米,其 BMI 值为 24.2,查表可知,此人属超重,其正常体重范围应为:

$$正常体重 = (18.5 \sim 22.9) \times (1.70)^2$$
$$= 53.5 \sim 66.2(千克)$$

上述第二人,体重 65 千克,身高 1.59 米,其 BMI 值为 25.7,查表可知,此人属轻度肥胖。其正常体重范围应为:

$$正常体重 = (18.5 \sim 22.9) \times (1.59)^2$$
$$= 46.8 \sim 57.9(千克)$$

应当注意的是,按指数法诊断肥胖,不分性别,只认身高、体重。同样身高、体重,男女的 BMI 同值。

3. 腰围法

通过上述内容可知,腹型肥胖更易引起高血压、冠心病和糖尿病等疾病。腰围过大不但影响健康,而且会缩短寿命,这就是常说的"腰围长寿命短"的科学依据。

腰围测量方法:以上腹最上缘(剑突)至脐的中点,水平测量其最小周长。吸气时腰围加大,呼吸末最小,以吸气和呼气中间时测量为准。

1988 年世界卫生组织建议腰围标准为:

男性腰围≤94 厘米;女性腰围<80 厘米。

后来规定,适合中国人和亚洲人的腰围标准为:

男性腰围<90厘米;女性腰围<80厘米。

日本虎之门医院研究小组,观测8 500名病人,看腰围与身高比例对健康的影响。其结果为:腰围/身高>0.5者易患病。腰围/身高>0.5,高血糖发生率为10.5%,高血脂25.7%;而<0.5者,分别为5.9%和13.4%,均相差几乎1倍。

他们的观察显示,对于同样身高的人而言,腰围小的较健康;腰围大的易患病。

瑞典科学家用20年时间,观察腰围与臀围比例对健康的影响。

臀围测量方法:环绕臀部后面与前面耻骨联合的最大周长。

瑞典科学家20年中共追踪观察855名男人和1 462名妇女,结果认为,腰围/臀围比例越大,心脏病及猝死危险越大;还认为这项指标预测心肌梗死,远比血压、血脂及胆固醇准确。

他们的研究显示,50岁男人体瘦而肚皮大者,70岁以前29%有死亡危险;而体胖腰细者只有5%的可能性。

他们的研究还认为,女性理想健康体型为:肩部、胸部、臀部和大腿部较大,而腰部较细。这种"大体型"妇女在38~60岁之间,较少发生健康问题。反之,体瘦、腰粗者,死亡率可能高7倍。

例如,腰/臀=76%为危险临界值。如腰围在66.7厘米以下,臀围97.4厘米,即使过胖,危险性也较小;若腰围在77厘米以上者,则危险性较大。

有人提出更为宽泛的腰围/臀围比值,即腰/臀比(WHR)的正常值。

WHR:男≤0.92,女≤0.88。

旁观减肥：理智面对减肥热

近年来，减肥热热遍全国，而且热度不断飙升。究其原因，我国7 000万肥胖大军，数量巨大，同时还在持续快速增长；不仅如此，有些人本不属于7 000万肥胖者之列，但在"以瘦为美"的蛊惑下，也自觉地加入了减肥队伍。

我国大多数减肥者，不了解肥胖形成的原因是"吃得多，活动得少"，能量不平衡。要想真正解决肥胖，唯有改变不良行为习惯，科学饮食，天天运动，持之以恒，使之变成终身行为习惯。唯有这样，才能从根本上消除肥胖。许多人坚持饮食随心所欲、运动不沾边的生活模式，去追求快速减肥，轻信××减肥药或××减肥法一次减肥，终身不反弹的宣传，结果陷入减了再肥，肥了再减，越减越肥的怪圈，也培育了火爆的减肥市场。

减肥方法多多，最常应用的是节食减肥、运动减肥以及药物或保健食品减肥。此外，还有外科方法减肥，如切除局部脂肪、吸脂和切除部分小肠，以减少吸收营养的面积。当前国内外还出现许许多多、五花八门的其他减肥方法，如气功减肥、耳穴减肥、针灸减肥、按摩减肥、外用药减肥以及减肥鞋、瘦身衣等，不胜枚举。

从本质上讲，无论有否遗传因素，肥胖成因唯有摄入能量大大超出身体消耗的能量，因此，控制饮食和增加运动，应当是最根本的减肥方法。这就和医生治病一样，对症治疗，头痛医头，脚痛医脚，并不能根治疾病，唯有针对病因的对因治疗，才是最有效的治疗方法。控制饮食而同时又增加运动，对于肥胖就是对因治疗。这一治疗过程当然需要较长时间，同时也要付出辛劳。可惜，多数肥胖者缺乏持之以恒的毅力,因此,某些厂家或商家投其所好的减肥广告宣传,以及许许多多"快速减肥"方法便应运而生。国内外多年大量实践证明,许多肥胖者花钱白受罪,减肥效果并不好,甚至有的为此损害了自身健康。

我们提倡科学减肥,无论如何不能以健康为代价去减肥。

科学减肥:节食有道

通过前面内容可知,肥胖形成的最根本原因是,摄入身体里的能量太多,而消耗的能量太少,即"吃得多,活动得少"。因此,减肥的最基本措施就是控制饮食,使能量摄入达到只够健康需要量而不多余,以及天天运动。

肥胖者应当怎样控制饮食,达到科学营养、合理膳食的目的?

1. 断食减肥

综观市场上各种减肥方法,无论药物减肥、针灸减肥、点穴按摩减肥还是器械减肥等等,无不配合节食,有的为达到快速减肥目的,在一段时间里还让患者只饮水,不吃任何食物,即实行断食疗法;或者只允许饮水和生吃少量水果、蔬菜,而不吃其他任何主副食,即采用部分断食疗法。

能不能短期采用断食疗法呢?

一个人绝食、断水大约只能活十来天。2004年6月,捷克人扎赫拉德卡睡于棺木中,让人把他埋到地下,只有一个通气孔与外界相通,不吃不喝,10天后被挖出,安然无恙。

1976 年我国唐山大地震,46 岁的妇女卢桂兰断食、断水被埋在建筑物中 13 天而幸存。

如果只饮水而断绝食物,那会怎样?

印度民族英雄甘地,与英国殖民者抗争,在狱中绝食,只饮水而拒绝任何食物,31 天安然无恙。

美国魔术大师布莱恩于 2003 年 10 月绝食、不断水 44 天,身体没有受到严重影响,体重下降 15.4 千克。

如上事实告诉我们,即使完全断绝食物,只要保证饮水,十数天内可以不对健康造成重要影响。这就是快速减肥的理论基础。

实行快速减肥,可以完全断食(不断水)1 周或 10 天;最好的办法是只生吃蔬菜、水果,而断绝其他主副食,这样基本上断绝了能量供给,但却仍然有相当数量的维生素、矿物质和微量元素摄入,对健康影响较小。

断食快速减肥对健康必然会造成一定的损害,因此,应当在专业人员指导下进行。

实际上,用得最多的还是部分断食疗法,即使每天随食物摄入的能量减少至一半或 1/3,这样既能达到减肥目的,也比较安全。

更为安全的减肥方法是科学饮食法,即使每天摄入的能量基本保证身体需要,而不多余,然后通过运动,增加能量消耗,使体重每周减少 0.5 ~ 1.0 千克。这样的减肥最安全。当然,减肥后还需要保持这样的饮食和运动。其饮食原则和方法如下述。

2. 科学减肥的饮食方法

总的原则是:该吃的要保证,不该吃的要控制,饮食不可过量。

1)必须保证的饮食

为了保证减肥不损害健康,必须保证蛋白质、各种矿物质、微量元素和各种维生素的供给。

(1) 每天都要有少量瘦肉、海产品和蛋类食品:这些都是含蛋白质丰富的食品。瘦肉主要指瘦牛肉、柴(土)鸡肉和瘦猪肉,最好不吃羊肉。不能吃各种畜、禽内脏,如心、肝、肚、肺和腰子等。各种鱼、虾、蟹等均可以吃,但不能吃墨斗鱼(乌贼)、鱿鱼和鱼子、虾卵、蟹子。禽蛋可以吃,但应只吃蛋白而不吃蛋黄。肉、海产品和蛋类属同一类食品,每餐至少有一种。

(2) 天天喝牛奶和经常吃豆制品:牛奶中不仅蛋白质和其他营养物质丰富,而且还含有丰富钙质。肥胖者几乎百分之百缺钙,有的甚至因此而发生骨折,所以必须每天喝一二袋脱脂牛奶。豆制品中蛋白质和钙质含量也很丰富,应当经常食用。

(3) 每餐有蔬菜,天天吃水果:蔬菜(不含薯类)中含糖极低,几乎不含脂肪,所提供的能量也很低,因此是最佳减肥食品。同时,其中含有丰富维生素、矿物质和膳食纤维素,对于维持减肥者的健康十分重要。每餐都要尽量吃蔬菜,只有这样才能保证进食能量不会超标。吃饭时也要尽量多地生吃蔬菜和凉拌菜,炒菜应清淡,少放油、盐。尽量不吃或少吃红烧或炖菜。每天都要吃水果,因为蔬菜和水果是人体矿物质、微量元素和多种维生素的主要来源。苹果、梨、草莓和猕猴桃都可以吃。但香蕉、甜桔子、甜葡萄、荔枝、桂圆和大枣等高糖水果则应避免。

2)需要限制数量的食品

主要指主食和薯类食品。有些肥胖者每餐都要吃到十二分饱才感满足,因此必须使他们把食量降到八分饱。例如本来一餐要吃一碗半米饭,那么,就应该减少到只吃一碗饭。

3) 坚决不吃的食品

(1) 肥肉、大油和油炸食品：包括油饼、油条、炸糕、豇米条、炸鸡腿、炸及烤羊肉串、薯条、薯片、锅巴以及各种膨化食品。

(2) 不额外吃糖：包括白糖、水果糖和巧克力。还包括各种含糖饮料，例如：各种果汁饮料、茶饮料、碳酸饮料（如雪碧）和各种可乐。肥胖者真正能够喝的水和饮料，应该是白开水、自家沏的茶水、纯净水、矿泉水和不加糖的现榨鲜蔬菜汁和果汁。

(3) 奶油和黄油食品：包括奶油蛋糕、冰淇淋、雪糕和各种冰棍。

(4) 果仁类食品：如花生、瓜子、核桃和松子等。

(5) 西式快餐：如麦当劳和肯德基等。

3. 减少食量而又不饥饿的方法

主要措施是多吃蔬菜。当饭菜摆上餐桌时，肥胖者面前放一个盛有一条黄瓜和一个西红柿的盘子，先吃完黄瓜、西红柿后再正式进餐。吃饭时应多吃蔬菜，如各种蘸酱吃的生食蔬菜和凉拌菜。炒菜时可以放少量瘦肉或鲜虾仁，但要少放油和盐，以保证清淡适口。尽量少吃红烧、熬和炖的菜，不吃油炸的食品。鼓励其多吃带蔬菜馅的食品，如包子、饺子和菜团子。制作时可以少放一些瘦肉馅或鲜虾仁，少放油和盐。还要鼓励其多吃粗粮。当然进食时都应以八分饱为限。

运动减肥：瘦身强体之道

除遗传因素外，肥胖归根结底是由于吃得多，运动得少，即食物所提供的能量超过体力活动所消耗的能量引起的。减肥最基本的原则就是要节食——减少能量摄入，和多运动——增加能量消耗。

运动减肥不宜采用剧烈和大运动量的运动，例如长跑或短跑，而应当采用轻体育活动，即适宜的耐力运动，以增加人体内有氧代谢为原则，即采用有氧运动。其形式多样，强调适合家庭特点，便于实行和坚持。例如健步走（快速散步）、慢跑、骑自行车、做健身操、跳舞、游泳、爬山、爬楼梯、打羽毛球以及用健身器运动等都可以，贵在天天运动，长期坚持，终身不辍。应根据肥胖程度安排运动量，由轻微到适度，由少及多，循序渐进，坚持始终。

减肥运动还应强调耐力，不求剧烈，但运动时间应相对较长，开始每天半小时，逐渐过渡到每天 1 小时。运动应安排在吃饭半小时以后，最好天天运动，起码每周不少于 5 次。每次运动后能使身体微微见汗，而无心跳和过度疲劳感较适宜。

减肥运动形式多样，爬楼梯和健步运动是两种较易实行和效果较好的运动减肥方法，详细内容参阅第 11 篇"科学运动"。

行为减肥：远离肥胖的保证

肥胖，归根结底是由于能量入超，即吃得多，活动得少引起的。

吃得多、活动得少又是由许多不健康的行为引发的，因此，肥胖是一种行为性疾病。为了预防肥胖，为了减肥，为了减肥以后永不反弹，改变不健康行为，重新建立健康行为，并使之形成习惯，受用终身，这就是不发生肥胖或减肥后永不反弹的诀窍。

有人为什么一次减肥后很快会反弹,再减再反弹,越减越肥,解决不了肥胖? 根本原因就在于他们不愿意改变不良习惯,或者改变了,而不能坚持。不能将重新建立的良好行为,形成习惯,持续终身。

要想远离肥胖,没有更好的办法,必须改变不健康行为,建立良好健康行为,并使之形成习惯,终身都这样做。这没有捷径可寻。

都需改变哪些不良行为,建立哪些健康行为习惯呢? 现建议如下。

1. 养成天天吃早餐的习惯

许多人不吃早餐,或偶然吃早餐。很多肥胖者,不吃早餐。他们在减肥时,甚至一天只吃一餐。他们以为,减少进餐次数,每天只吃一二餐,有助于减肥。

美国科学家观察 2 800 名 25～27 岁的年轻人,发现每天吃早餐的人肥胖几率仅为每周吃一二次早餐者的一半;同时他们观察到,每天吃一餐的实验动物,比每天吃三餐的体重增长快得多。捷克一位医学博士,以布拉格住校中学生为观察对象,将他们分为一日 2 餐组、一日 3 餐组和一日 5 餐组。结果一日 2 餐组皮下脂肪最厚,体重最重;而一日 5 餐者体重最轻。为什么会这样? 原来人体脂肪组织贮存脂肪的能力,受进餐次数控制:每日吃一二餐比吃四五餐更容易存积脂肪。

图 8.1 是对 52 名肥胖妇女进行的体重控制观察,发现每天规律吃早餐的妇女,比不吃早餐者体重控制得好。

为了远离肥胖和身体健康,应当每天进食早餐。

如果为了减肥,可以增加进餐次数,还没饥饿又开始进食,每天吃五六餐。这样,全天都没有饥饿感,虽然餐次

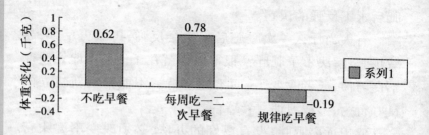

图 8.1 　早餐对体重的影响

增多了,但全天进食总量反而下降。这就是前苏联医生阿罗诺夫提出的"多餐减肥法"。

2. 养成细嚼慢咽的习惯

肥胖者不但吃得多,而且吃得也快。进食速度过快促成了肥胖。

据日本一学者观察,进食同等数量的同样食物,肥胖男子 8～10 分钟吃完,而不肥胖者却用了 13～16 分钟,肥胖者进食速度比不肥胖者快 60%。同时,多数肥胖者狼吞虎咽,咀嚼次数少于正常人。这位学者还对肥胖者进食的咀嚼次数作了观察,发现一口食物从口腔咽下去,肥胖男子平均只需咀嚼 7.7 次,肥胖女子平均 8.1 次;而普通男子平均 8.7 次,普通女子平均 9.4 次,肥胖者比普通人每口饭平均少嚼 10%～16%。

人吃饱了之后,为什么会不愿再继续进食?原因之一是,当胃被食物逐渐占满之后,刺激胃壁植物神经的末梢,使之产生冲动,通过传入神经传至位于大脑下面丘脑的饱食中枢。该中枢便会兴奋,从而发出指令,通过传出神经将指令下达,这样便会停止进食。肥胖者由于进食速度快,从胃壁末梢神经产生冲动,到停止进食这一过程期间,又吃进去不少食物,因此,其食量过大,顿顿饭过饱。原因之二是,食物从口腔经过食管进入胃,再逐渐进入小肠,在小肠食物被消化吸收。当碳水化合物被吸收之后，便会引起血糖升高。血糖达到一定水平，也同样会刺激饱食中枢，发出停止进食指令。从进食到血糖升高再到饱食中枢发出停止进食指令而停止进食，是需要一定时间的。在这一段时间内，进食速度快的肥胖者，比普通人又多吃进不少食物，导致进食数量的增加。

肥胖不仅仅是一种躯体性疾病，同时伴有心理和行为的异常。进食速度快，狼吞虎咽就是不正常饮食行为的一种。因此，纠正快食行为，同样是一种行之有效的减肥手段。

日本学者中村用减慢进食速度进行减肥试验，结果肥胖男子经过 19 周慢食，体重减轻 4 千克；肥胖女子经过 20 周，体重减轻 4.6 千克。美国的肥胖者组织成立了慢食俱乐部，通过开展慢食活动，绝大多数肥胖者均达到了明显减肥效果。

慢食就是要放慢进食速度，使每顿饭进食时间延长。每顿饭中间无妨停顿几次，例如，进食 1/4 停顿 3～5 分钟，进食一半再停顿 3～5 分钟，进食 3/4 再停顿 3～5 分钟。这样，每顿饭中间停顿十多分钟，使吃每顿饭的时间不少于 20 分钟，促成胃壁植物神经末梢兴奋和血糖升高引起的停止进食过程的充分实施，饱足感提前出现，必然会减少进食数量。

另外，就是要细嚼慢咽，增加咀嚼次数。美国的肥胖者看着钟表吃饭，数咀嚼次数，他们要使每顿饭的咀嚼次数比未进行慢食减肥之前有明显增加。细嚼慢咽，使食物被充分消化吸收，促使血糖更快升高，更容易兴奋饱食中枢，较早出现饱足感而停止进食。

如果有更大的减肥决心，肥胖朋友无妨更改握筷的手。如平时右手握筷，那就要改为左手握筷进食。同时要求对能用筷子夹的食物，不用勺子，也不用手抓。这样必然会减慢进食速度，取得良好减肥效果。改为不方便的手握筷吃饭，一开始会很不习惯，但1周以后就会好一些。

慢食减肥只是减肥措施的一种，还应配合食物种类的调整，以及经常性的体育运动，只有这样才能达到真正告别肥胖的目的。同时，慢食减肥不是短期行为，应当成为以后永远的进食习惯，这样才能达到减肥永久不反弹的目的。

为了自身健康和早日告别肥胖，肥胖朋友，请你慢慢吃！

3. 养成不贪食习惯

一般人进食后，胃被填满八九分，便会感到饱足，便会停止进食。何谓八九分饱？吃过饭以后，又遇到很爱吃的食物，再多少吃一点，并不感到饱胀，这就是八九分饱。

肥胖者，由于从小便养成吃饱了还吃的习惯，所以他们非要吃到十二分饱，才感到满足，即他们饱足感的标准与正常人已经不同，因此，餐餐进食超量，长此以往，胃被撑大，食量自然比别人多。吃得多，能量过剩，导致肥胖。

为了预防肥胖，或者为了减肥不反弹，一定要建立每餐只吃七八分饱的习惯。

肥胖者开始吃七八分饱，会感到不习惯，会有饥饿感。此时可以多吃一些生食蔬菜、水果，只要能坚持一二周，贪吃的习惯便会被克服。

医学研究证明，吃七八分饱不但有利于保持正常体重，而且还更有益于健康，并可使人长寿。

为了远离肥胖，获得健康和长寿，杜绝贪食，每餐只吃七八分饱。

4. 养成少吃夜食的习惯

按照健康的需要,从一日三餐中获得的能量:早餐应占 30%,午餐占 40%,晚餐占 30%。

然而,现在城市居民,很多人不吃早餐,即使吃早餐者也吃得很少,不能保证上午繁重工作的需要。午餐常常为工作餐,吃的数量不足,质量也太差。到了晚上,全家人都回来了,吃上团圆饭。鸡、鸭、鱼、肉、菜做了一桌子,同时有酒、有饮料,吃得太多,太丰盛。不仅如此,晚餐的时间也太晚,吃饭时间也太长。

现在许多人讲社交,讲应酬,常常在晚上到饭店聚餐,吃得多,吃得晚的问题更严重。更有甚者,有人吃夜餐已成习惯。

吃完晚饭或夜餐,没有什么体力活动,并且很快就要上床睡觉,使吃进去的营养物质很容易被转化为脂肪,在身体内贮存起来,长期如此,不发生肥胖才怪!

为了健康,应该天天吃早餐,保证早餐和午餐质量;晚餐进食要少,不要吃得太晚,应当在 19 点以前吃完晚餐;不常吃夜餐。

5. 养成清淡饮食习惯

肥胖者多爱吃荤、吃肉,而不爱吃蔬菜。肉类食品吃得多,相应的脂肪摄入必然多,是引发肥胖的重要因素。

为了远离肥胖和保证身体健康,必须改掉嗜肉、嗜荤习惯,少吃肉,少吃荤食,多吃蔬菜。

另外,肥胖者,尤其北方的肥胖者,嗜咸、吃盐太多。一个人每天 6 克食盐足够生理需要,而北方居民每天吃盐量大多在 20 克以上。食盐吃得多,容易造成水分在身体内潴留,对控制体重十分不利。

为了有效控制体重和全面身体健康的需要,养成清淡饮食习惯:少吃荤食、多吃蔬菜;吃盐少些,少些,再少些。

近年来,西方兴起"淡味减肥"热潮。减少烹调时油脂用量。食物香味更多地来自脂肪,减少油脂用量,不仅能大大降低食物的能量,同时还能减少食物香味,降低人们的食欲,减少进食数量。增加蒸、煮和凉拌菜,减少煎、炸、红烧和炒菜,这无形中减少了油脂用量。同时,蒸、煮和凉拌的食物体积大、味道淡,不会食用太多。

西方人自幼嗜食脂肪,要改很难。食品制造业则在替代品上下工夫,例如,生产低能量的脂肪代用品,如人造奶油、人造黄油等。甚至用高科技手段,把食物中脂肪和胆固醇大部分萃取出去,如许多国家出现的低热能香肠、奶油、花生酱和低热能烹调用油等,深受广大消费者欢迎。

烹调时少放盐、少放糖、少放味精、少用刺激性的调味品,使菜肴淡而少味,减少食用量。

6. 养成少吃零食的习惯

许多肥胖者整日零食不离口。他们正餐本来吃得就多,再加上不断吃的零食,使全天能量摄入超标,引发肥胖。

人们不一定完全不吃零食。掌握得好,零食可以作为一种营养补充,可以使之占全天营养供给量的20%左右。虽然叫零食,但也不能一闲下来就吃,毫无节制。每天吃二三次足矣。

肥胖者爱吃的零食常常为甜食,如糖果、巧克力和甜点;淀粉类或油炸食品,如饼干、锅巴、炸薯条;奶油类食品,如冰淇淋、奶油蛋糕等;肉类食品,如牛肉干、鱿鱼丝等;果仁类食品,如花生、瓜子、核桃、杏仁和开心果等。这些食品含脂肪和糖数量太多,能量太高,是引发肥胖的重要原因。肥胖者不但要少吃零食,而且所吃零食应以水果、蔬菜或用它们为原料制成的低糖小食品为主,同时每次吃得不能太多。

7. 养成少喝甜饮料的习惯

有些肥胖者正餐食量并不大,但他们整天饮料不离口。当前市场上销售的饮料绝大多数含糖量较高,如咖啡、各种可乐、各种果汁型饮料和各种茶饮料都是含糖的。

肥胖者应以白开水、纯净水、矿泉水或自家沏的茶水为主要饮水,不喝含糖饮料。体重正常的人,为了预防肥胖,也应不喝或少喝含糖饮料。

8. 养成少吃西式快餐的习惯

美国56岁的工人卡塞尔·巴伯尔,身高1.71米,体重122.6千克,并在肥胖的同时发生了冠心病。他将肥胖原因归结为每星期至少吃四五次的快餐,而把麦当劳、肯德基等4家快餐公司告上法庭。2004年5月31日,英国卫生部长约翰·利德向首相布莱尔提出建议:为了应对儿童肥胖日益严重局面,禁止在儿童电视节目中插播西式快餐等广告。但此建议并未获得批准。

麦当劳、肯德基、比萨饼等西式快餐,脂肪含量过高,营养不均衡,并不是符合科学原则的食品。由于其中能量供给过多,经常食用很容易导致肥胖。西式快餐符合西方国家居民饮食偏好,是他们喜欢的食品。改革开放后,西式快餐进入我国市场,由于其服务方式先进、服务环境优雅以及轰炸式的广告宣传,受到我国青少年的青睐。同时,由于其高脂肪的香味诱惑,西式快餐更加受到肥胖者的欢迎。

但是,西式快餐营养不合理,不符合科学营养原则,在西方已经受到普遍批判，中国居民有什么理由经常去吃它？

为了远离肥胖和确保身体健康，不要经常吃西式快餐。

9. 养成不赖床习惯

肥胖者贪睡少动。他们常常一天睡上 10～12 小时，同时，只要有时间就愿意躺在床上或沙发上看书、看电视或听音乐。

一个人躺在床上，所消耗的能量极少，容易导致肥胖。对于儿童和青少年，睡得过多，生长激素分泌较多，也会使体重过度增加。因为，生长激素主要在睡眠中分泌。

应当养成按时睡眠和按时起床的习惯，只有这样才能保证睡眠质量。同时，睡眠时间不宜太多。过去讲每天需保证 8 小时睡眠，其实，只要睡眠质量好，青少年每天 8 小时，中年人每天 7 小时，老年人每天 6 小时就能满足生理需要。

应当养成不睡觉不躺倒的习惯。坐着看书、看电视、听音乐更符合生理要求，其作用不仅在于预防肥胖，同时对保护视力以及保护心肺功能都有良好作用。

10. 养成天天运动习惯

肥胖者懒动，不锻炼。他们少做家务，上下班不但不走路，不骑自行车，甚至尽可能不坐公交车，而打车或开自家汽车，不爬楼梯，而乘电梯，加上不去运动，这一切都使他们每天能量消耗过少，达不到能量摄入和消耗的平衡，使能量入超，导致肥胖。为什么有的人吃得并不多，但照样发生了肥胖，其根本原因就在于体力活动量太少。

为了保持适宜体重，要尽可能地增加一些体力活动，给自己创造一些活动机会。例如，多做一些家务活；上下班不打车、不开自家汽车；不乘电梯，自觉爬楼梯。北京有一位肥胖的女性，她成功减肥主要靠体力活动。她除适当控制饮食外，主要措施就是上下班改步行，每天上下班都要有近2小时花在来回路上。这样，她不但减了肥，而且增强了体力。

为了保持适宜体重和终身健康，必须要养成天天运动的习惯。每天进行半小时至1小时的有氧运动，如慢跑、快走、骑自行车、游泳、爬山、爬楼梯、跳舞、扭秧歌、做健身操等都可以。每周最少进行5次。

运动是减肥最佳措施。英国首相布莱尔在2003年10月写信给文化、新闻和体育大臣，督促国民减肥，要求政府使用干预措施，强迫人们动起来，并提出，要通过努力达到2020年时英国70%的国民参加体育活动的目标。为此，布莱尔计划在2004年出资100万英镑开展宣传工作。美国总统布什也充分认识到肥胖对美国居民健康的严重影响，号召美国人每天至少进行30分钟的身体锻炼。而且从他自身开始，从白宫工作人员开始。布什经常与身边工作人员一起运动，希望以此为榜样，带动美国人锻炼身体的热潮。

要想减肥，要想获得并保持理想体重，要想获得身体健康，天天进行有氧运动是不可缺少的。

儿童减肥：切忌随意

据报道，我国学龄前儿童肥胖率从1986年至1996年10年间，以平均每年9.1%的速度攀升，即每10年左右翻一番。有的地区年增长率高达17.5%，有的年龄组高达

28.4%,有的性别高达 28.2%。北京市中小学生肥胖率已超过 20% 的警戒线。

肥胖给健康带来的危害大家都知道,而儿童更有其特殊性。成人肥胖主要是脂肪细胞体积的增大,而儿童肥胖还同时伴有脂肪细胞数量的增多。正常儿童体内脂肪细胞约为 250 亿~300 亿个,而肥胖儿童可增加到 420 亿~1 060 亿个。也就是说,肥胖儿童的脂肪细胞数量多于正常儿童,因此,这些孩子长到成人之后,很可能仍然肥胖。据统计,10~13 岁时就肥胖的儿童,成年后 86%~88% 仍然肥胖。可见,儿童肥胖可能影响一生健康。

1. 最忌随意诊断儿童肥胖

儿童肥胖的诊断更为困难。因为,第一,正常儿童体重本来就各不相同。例如,4 岁和 10 岁的儿童,体重几乎相差 1 倍。第二,儿童、少年正处生长发育时期,需要足够的营养保证,一旦误诊肥胖,对本不肥胖的儿童、少年实行减肥,就会对他们的健康、体格发育和智力发育造成不良影响;如果错误地采用成人方法减肥,则可能导致神经性厌食,甚至引起死亡。可见,儿童、青少年肥胖的诊断是一件极为科学的事情,不能随意而为,最好由专业工作者去做。

儿童、青少年肥胖实用诊断方法也是采用查表法和指数法两种。

过去采用公式法计算儿童标准体重,此法虽简单易行,但太不准确,现在已不再采用。

1）查表法

可按书后附表 3、附表 4、附表 5、附表 6 和附表 7,查出出生至 18 岁儿童、青少年标准体重。3 岁以前采用卧位测身长（身高）,使用附表 3、附表 4、附表 5 和附表 6,查出标准体重。3～18岁采用立位测身高,使用附表7查出标准体重。

如果实际体重在标准体重±10%之间,则属正常;如比标准体重低20%以上为消瘦;如比标准体重重10.1%～19.9%为超重;超出20%～29.9%为轻度肥胖;超出30%～49.9%为中度肥胖;超出50%以上为重度肥胖。详见前文肥胖度计算方法及表8.1。

2) 指数表

仍然采用世界通用的身高体重指数(BMI)。

BMI计算方法:

BMI = 体重(千克) ÷ [身高(米)]^2

例如:1.20米身高,24千克体重,则:

BMI = 24 ÷ (1.20)^2 = 16.7

但是儿童BMI却缺少世界或我国规定的标准,表8.3和表8.4仅为国际生命科学学会中国办事处、中国疾病控制中心、北京大学儿童青少年卫生研究所等5单位提出的建议标准。

表8.3 中国男性儿童、青少年 BMI 标准(建议)

年龄(岁)	超 重	肥 胖
7 -	17.4	19.2
8 -	18.1	20.3
9 -	18.9	21.4
10 -	19.6	22.5
11 -	20.3	23.6
12 -	21.0	24.7
13 -	21.9	25.7
14 -	22.6	26.4
15 -	23.1	26.9
16 -	23.5	27.4
17 -	23.8	27.8
18 -	24.0	28.0

表 8.4   中国女性儿童、青少年 BMI 标准(建议)

年龄(岁)	超 重	肥 胖
7 –	17.2	18.9
8 –	18.1	19.9
9 –	19.0	21.0
10 –	20.0	22.1
11 –	21.1	23.3
12 –	21.9	24.5
13 –	22.6	25.6
14 –	23.0	26.3
15 –	23.4	26.9
16 –	23.7	27.4
17 –	23.8	27.7
18 –	24.0	28.0

2. 儿童减肥原则

成人减肥,只要把多余的脂肪减下去就可以。儿童、青少年却不然,在减肥期间还要保证他们的正常生长发育,也就是又有加又有减,在保证生长的情况下减少多余脂肪,显然难度要大得多。

正因为如此,儿童、青少年减肥应遵循如下原则。

1)对肥胖儿童、青少年不能实施"快速减肥"(减体重)

快速减肥不仅影响儿童、青少年的生长发育,同时必然影响当时他们的身体健康。决不能以牺牲健康为代价去减肥。

儿童减肥可以分为 3 个时期:

(1)减肥期:此期体重每周平均减 0.5 千克,不应超过 1 千克。

(2)巩固期:减肥基本成功,例如,重度肥胖已减至轻度肥胖;中度肥胖已减至超重,即进入巩固期。此期长高不增重就可以。长高不增重对于儿童也是在减肥。

（3）维持期：减肥完成后不应反弹，达到随着身高增长，体重按比例增长。即又要长，又不能使体重增长过多，其标准体重数值可参考附表3、4、5、6、7。正常儿童也应如此。

2）不能采用饥饿疗法

现在社会上许多人用饥饿疗法减肥，他们按照某些减肥品说明要求，每餐只吃蔬菜、水果，而不吃其他主副食。更有甚者，有的甚至采取"辟谷"手段，只饮水而不进食。不少人为此损害了身体健康，有的甚至付出了生命代价。如果这样治疗儿童、青少年单纯性肥胖，无疑是在残害下一代。家长们不应这样做，儿童、青少年（尤其是少女）自己更不应这样做。

3）严禁使用减肥药物

无论哪种减肥药物，都有一定毒副作用，有的还较严重。对于各种生理功能还未臻完善的儿童、青少年，其危害更大，应当杜绝使用。同样道理，手术减肥也不适于儿童、青少年。

4）预防和控制儿童、青少年肥胖应从均衡膳食、合理营养和科学体育运动两方面着手

（1）饮食原则：儿童、青少年不能采取饥饿疗法减肥，但并不等于说，对于饮食可以毫无节制。应当把超过人体能量消耗和生长发育所需要的那部分饮食减下来。其实，减肥儿童的饮食只是回归到科学营养，使通过饮食获得的能量恰能满足身体各方面需要和身体及智力发育需要，而无多余。在体内已形成的多余脂肪，通过运动增加能量消耗，而使其减掉。也就是说，减肥期间的饮食也就是今后永远的合理膳食。儿童减肥主要是靠运动实施的。

对于食量较大的肥胖儿童、青少年，在吃饭时，可以先生吃1条黄瓜和1个西红柿再进餐。

90%肥胖儿童、青少年吃饭速度都太快,应把吃饭速度降下来。

有关内容参阅第8篇"科学减肥:节食有道"和"行为减肥:远离肥胖的保证"部分。

(2)运动减肥原则:当前,我国学龄儿童学业负担太重,一天当中很少有时间运动。但对于肥胖儿童、青少年而言不进行科学运动就根本不可能达到减肥目的,因此,对于他们来讲,运动就是治疗。减肥成功以后,不再运动,肥胖必然反弹,减肥归为失败。对于体重正常者,不运动不仅可能导致肥胖,更主要地还会损害健康。

我国儿童、青少年学业负担过重是一个社会问题,不是父母和医生们能够解决的。如何既保证学习,又保证运动? 可以选用省时高效的有氧运动,如爬楼梯,每天半小时,可以获得慢跑、快走等其他有氧运动1小时以上的效果。还可以把运动时间分解,如每次爬楼梯15分钟,每天2次就可以。例如,在晚自习中间安排2次;或中间1次,学习完毕再安排一次。就当成课间休息,虽然拿出来一些时间,但能提高学习效率,反能促进学习。

运动方法详见"运动减肥:瘦身强体之道"以及第11篇"科学运动"部分。

无论饮食还是运动治疗,都不是一时措施,应养成习惯,持续终身。怎样才能做到减肥不反弹,同时获得健康,只有上述措施形成习惯,持续终身,没有其他捷径可寻。

儿童减肥不易,减肥过后保持更难。为了孩子的终身健康,必须让他们养成良好饮食与天天运动的习惯,并持之以恒,保持终身。

随着人们生活的现代化以及饮食结构的改变，糖尿病的发生率正逐年升高。因此，人们将糖尿病归为现代文明病。至2000年，我国被确诊的糖尿病患者达到4 000万人，为1980年的5倍，即20年增加了4倍。我国城市居民糖尿病患病率比农村居民高8倍。

针对日益增多的糖尿病患者，宋教授在我国医师所提倡的糖尿病治疗方案的5架马车的基础上，更强调了膳食纤维素对糖尿病的保健作用，以增进患者的健康。

第9篇
编辑提示

第 9 篇

糖尿病保健新理念

人胰腺中的 β 细胞能够分泌一种内分泌激素——胰岛素。人吃进大米、白面等食物之后,其中的淀粉物质在小肠内,在淀粉酶的作用下,被分解为双糖;再在双糖酶的作用下,被分解为葡萄糖等单糖。葡萄糖被小肠黏膜吸收入血,形成血糖。血糖在胰岛素的作用下,被转移到全身各处细胞,为细胞提供营养和能量。

1 型糖尿病患者分泌的胰岛素数量不足;2 型糖尿病患者胰岛素数量并不少。但胰岛素只有和全身细胞上的胰岛素受体相结合后,才能形成具有生理活性的有用胰岛素,而 2 型糖尿病患者细胞上的胰岛素受体不敏感,形成有效胰岛素不足,产生与 1 型糖尿病同样后果。不仅如此,由于有效胰岛素不足,胰腺会不断加大胰岛素分泌,使血中胰岛素水平高于正常人。但无论胰岛素增加多少,由于细胞上胰岛素受体不敏感,形成的有效胰岛素仍然不足。这种现象被称为胰岛素抵抗。

这就是糖尿病形成的病理生理基础。

糖尿病最怕:慢性并发症

糖尿病患者由于全身细胞所获得的营养不够,患者会用多吃的办法企图加以补偿,但由于胰岛素功能不良,吃得再多也没有用,并不会因此而使细胞营养增加。这就是为什么患了糖尿病之后,患者食量大增,总爱饿的原因。

由于血中葡萄糖不能被充分转移至全身细胞,因此,糖尿病患者餐后血糖会不断地异常升高。由于餐后高血糖,使血中渗透压升高,人就要多喝水,就如人吃咸了一样。喝得太多,就会形成多尿。全身细胞获得的营养不足,长期如此,体重就会下降。这就是糖尿病患者典型的"三多一少"症状——吃得多,喝得多,尿得多和体重减轻。当然有些 2 型患者缺乏典型"三多一少"症状。这并不见得是好事,可能因此而不能及时发现患病,而延误诊断和治疗。

餐后血糖增高,超过肾脏排糖阈值(门坎的意思)就会出现尿糖。血糖高,出的汗也含糖,容易遭致细菌、霉菌的感染,形成难以克服的全身瘙痒症状。另外,由于肌肉细胞能量供给不足,出现全身乏力现象。

血糖太高,可能引发高渗性昏迷,有生命危险。不仅如此,由于从尿中不断排糖,会使血糖较快下降,在第一餐之后三四个小时,即第二餐前空腹时出现血糖过低现象,患者会觉得饥饿、头晕、眼花、出冷汗、四肢发凉、心跳加快,严重的还会出现血压降低,甚至休克。低血糖休克同样有生命危险。

高血糖昏迷和低血糖休克是糖尿病的两大急性并发症。但是,就总体而言,由急性并发症引起死亡的患者并不多。糖尿病引起患者死亡的主要原因在于慢性并发症。

糖尿病患者慢性并发症根源在于脂肪代谢紊乱。全身细胞从血糖中获得的营养与能量不足,身体就会产生代偿性反应,即多代谢脂肪,企图从脂肪中获得更多营养和能量,以示补偿。脂肪代谢增多,必然引起高脂血症和高胆固醇血症,时间长了,这些血中脂肪物质就会在动脉管壁沉着,形成全身小动脉硬化。

如果心脏冠状动脉硬化,管腔狭窄势必使通过冠状动脉供给心脏的血液减少,心脏缺血。心脏缺血就要发生心绞痛,严重的还会发生心肌梗死。这就是糖尿病性冠心病。据统计,糖尿糖引起的死亡,70%归因于糖尿病性冠心病。

如果脑血管硬化,必然使脑缺血。同时,硬化了的脑血管管腔狭窄,容易发生脑梗死(脑血栓);硬化的脑血管还容易在血液压力下破裂,形成脑溢血。这就是糖尿病性脑血管疾病。脑血管疾病(脑卒中)的病死率在 2/3 以上,幸存者中 3/4 将遗留终身后遗症。

眼底血管硬化,使视网膜血液供给不足,患者早期出现眼花、视物模糊和视力下降症状;继而出现白内障;晚期发生眼底出血,视网膜剥脱,最终导致失明。这就是糖尿病性眼病。有不少 2 型糖尿病患者,由于缺乏"三多一少"症状,不能及时发现患病,常常由于视力下降,诊治眼病时才发现患了糖尿病。其实,此时已进入疾病晚期,出现了慢性并发症,延误了治疗。这种情况值得警惕,一定要在患病早期及时发现,及时就诊,及时治疗,以防止慢性并发症的发生。

肾动脉硬化,使肾脏血液供给不足,患者早期出现蛋白尿,继而出现尿少,浮肿和高血压症状,晚期发生肾功能衰竭。这就是糖尿病性肾病。

下肢血管硬化,使肢体血液供给不足,患者出现下肢麻木、疼痛、发凉和无力等症状。还可能由于末端小血管闭塞,而出现肢端坏疽,如脚趾变黑脱落。坏死还可向上蔓延,有的只得被迫截肢。同时,下肢常易出现感染、溃疡,并经久不愈。这是糖尿病下肢并发症。

慢性并发症还包括末梢神经炎、慢性肠炎、性功能障碍以及全身免疫力低下等。

糖尿病并可不怕，只要正确对待，做到科学治疗和自我保健，便能比较健康地生活。世界上糖尿病患者最高寿命为 101 岁，有的还获得世界田径冠军。然而，一旦发生了慢性并发症将不再能痊愈，势必严重影响健康，甚至危及生命。因此，一定要早期预防，避免慢性并发症发生。

糖尿病寻因：原发，还是继发

在医学上将糖尿病分成原发和继发两类。继发性糖尿病是由其他疾病引起的，如有人患了胰腺癌之后引发的糖尿病。这类糖尿病发病率极低，不在我们讨论的范围。另一类糖尿病被称为原发性糖尿病，分为 1 型和 2 型两种。原发的意思就是原因不明。但是，我们从下述两组数字可以分析出糖尿病发病的原因。

一是，到 2000 年我国被确诊的糖尿病患者达到 4 000 万，为 1980 年的 5 倍，即 20 年增加了 4 倍。至于是 1970 年、1960 年的多少倍，没有准确的统计数字，估计为 6 ~ 8 倍，甚至是 10 倍。另一个数字是，我国城市居民糖尿病患病率比农村居民高 8 倍。

为什么现在我国居民糖尿病患病率比 20 年、30 年或 40 年以前高出 4 倍、6 倍、8 倍；为什么城市居民糖尿病患病率比农村居民高出 8 倍？显然，与人们生活的现代化密切相关，因此，人们将糖尿病归为现代文明病。现代化生活与相对贫困的生活到底有哪些不同？

首先是吃的改变。民以食为天，生活改善之后首先要吃饱，吃饱之后就要吃"好"，拣可口的吃。因此，人们便不再以粮食为主食，粮食和蔬菜等植物性食物吃得少了，而鸡、鸭、鱼、肉、蛋、奶等动物性食品大大增加。另一方面是缺乏运动。再则，现代社会竞争加剧，人们的心理压力加大。

"饱生众疾"，饮食"过则为灾"。食量过多，膳食结构不合理，动物性食物吃得太多，以及缺少运动、心理不平衡，这些就是糖尿病发病的原因。人们过去过高地估计了遗传因素在糖尿病发病中的作用，认为它是首要的，这是缺乏科学根据的。其实，遗传因素在糖尿病发病原因中只起次要作用。试想，三四十年前我国糖尿病发病率极低，只相当于现在的 1/8 ~ 1/10，当时的遗传基因就好，现在的遗传基因就大量出现了问题，恐怕谁也不会这样讲。某些家庭中糖尿病发病率高，也不一定准是遗传因素造成的。同一家庭中的成员，生活环境相对一致，膳食结构、饮食、运动行为习惯以及心理承受表现也相近，因此容易由这些共同的慢性致病因素而引发糖尿病。

在饮食因素中膳食纤维素缺乏对糖尿病发病起着重要作用。国内外糖尿病发病率的调查都表明，在以植物性食物为主的人群中糖尿病发病率明显低于不以植物性食物为主的人群。我国城市居民糖尿病发病率高出农村居民 8 倍；当前我国居民糖尿病发病率较 20 年以前高出 4 倍，都能充分说明这一点。美国学者 Seleron 对 6.5 万名无糖尿病、心血管疾病及无肿瘤的美国妇女，进行 6 年的追踪调查。6 年后，其中 915 名患了糖尿病。据对这 915 名糖尿病患者的饮食调查分析，她们饮食中膳食纤维素摄入量明显低于其他妇女。可见，膳食纤维素缺乏是糖尿病发病的重要原因之一。

糖尿病治疗:5 架马车

疾病的治疗分两种:一种为对症治疗,另一种是对因治疗。

例如,某人患了大叶性肺炎,这是由肺炎双球菌感染引起的。他发烧、咳嗽、呼吸困难。发烧,医生给退烧药。三四十分钟后体温逐渐退至正常,但由于炎症还存在,过四五个小时会再次发烧,医生再次给退烧药。咳嗽,医生给止咳化痰药;呼吸困难,医生给氧气吸入。这些治疗都不针对肺炎本身,而仅仅针对某一相应症状。例如发烧,肺炎发烧这样处理,感冒、痢疾发烧也这样处理。这种治疗被称为对症治疗,中医称"治标"。最根本的治疗应当针对引起疾病的原因——肺炎双球菌感染,即消灭身体内的肺炎双球菌,办法是使用抗生素,例如用青霉素静脉点滴就可以。7～10天,一般2周左右时间,体内的肺炎双球菌基本被消灭了,体温自然就不再升高。肺内炎症一部分通过血管吸收,另一部分被化成痰,咯出去。1个月左右时间,肺内炎症彻底消失,疾病痊愈。后一种治疗称为对因治疗,中医称"治本",老百姓就把它叫做特效治疗。

糖尿病和其他现代文明病一样,缺乏特效治疗手段,目前采用的主要是对症治疗方法。例如对糖尿病患者使用的药物治疗,无论注射胰岛素,还是口服降糖药,都是针对餐后高血糖症状的对症治疗,都不是根本措施。正因为如此,今天使用了药物,血糖稳定,明天不用药血糖会重新升高。所以,医生才讲"糖尿病是终身性疾病",其含意就是,当前糖尿病缺乏特效治疗方法,药物治不好糖尿病,需终身用药。

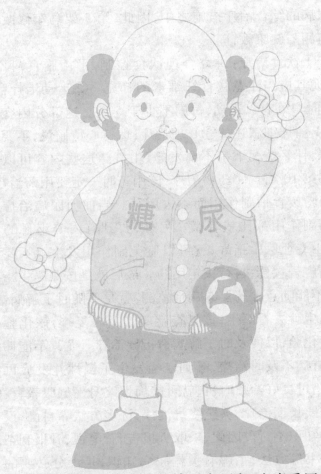

对于没有特效治疗方法的糖尿病而言,应当采用什么样的方法治疗才能使疾病稳定,患者才能比较健康地生活呢? 当前世界各国一律采用综合的治疗方法。我国医生将糖尿病的综合治疗方法很形象地形容为糖尿病治疗的5架马车。

糖尿病治疗的5架马车包括什么内容?

第1架马车为饮食治疗;第2架马车为运动治疗;第3架马车为心理治疗;第4架马车为药物治疗;第5架马车为病情监测。后来世界卫生组织又将健康教育加入到糖尿病的综合治疗措施之中，因此，第5架马车修改为病情监测与健康教育。

①饮食治疗：讲究合理饮食控制，平衡膳食，科学营养，尤其应当注意膳食纤维素的补充。②运动治疗：每天1小时户外有氧运动，每周不少于5天。这部分内容将在第11篇详细叙述。③心理治疗：保持心情愉悦，不要大喜大悲，什么情况下都不要发怒、生气。这些内容可以参考本书第10篇。④药物治疗：该用药时一定要用药治疗，不要因噎废食怕副作用而不去用药。当前糖尿病治疗所用西药副作用都比较轻微。另外，要到有内分泌科的大医院，由专业医生指导，就可以避免副作用发生。不要盲目听信广告宣传，自行决定用药。最后就是按照医生指导用药，不能随意停药。⑤病情监测：就是要随时了解病情，该看医生就去看医生，该复查就应当及时复查，该化验就要及时化验，以便及时了解病情指导治疗。尤其不能讳疾忌医，有病不及时治疗，等到已经发生了慢性并发症再去治疗，错过良好治疗时机，就可能悔恨终身。健康教育：糖尿病需要长期治疗，甚至终身治疗，许多方法靠自己，没有必要的知识不行。因此，采取听报告、看电视、看报刊杂志和科普书等方法，了解有关糖尿病知识，是十分必要的。有人讲糖尿病患者发生死亡，很多不是死于疾病本身，而是死于无知，这很有道理。

通过对糖尿病治疗5架马车的学习，起码给了我们两点启示。

第一，药物治疗仅仅是5架马车之一，而且是第4架。可见，想要靠药物治愈摆脱糖尿病是不可能的，药物不可能治愈糖尿病。患了糖尿病该看医生要去及时看医生，该用药一定要及时用药，按医生指导用药。但是，单靠吃药不行，还要做好另外4架马车要求做的事情。

第二, 糖尿病治疗的 5 架马车之中有 4 架都是保健内容, 为什么把保健措施称为治疗方法？因为糖尿病的发病原因主要是长期的饮食不科学、缺乏运动以及心理不平衡, 因此, 针对饮食、运动以及心理的措施应被视为针对疾病原因的特效治疗, 是更重要的治疗措施。同时, 也由于缺乏特效药物, 目前应用的药物仅仅是针对对症治疗。可见, 这些保健措施就是对糖尿病的治疗措施, 是与药物治疗同等重要的治疗方法。当然, 饮食、运动、心理不良因素引起糖尿病, 是一个长期过程, 采用这样的措施治疗糖尿病也是一个较长期的过程。这里面就有一个良好行为习惯培养的问题。无论是良好饮食行为、天天运动行为, 还是良好心理习惯, 都需要逐步建立。怎样才叫形成了良好习惯？就以天天运动习惯为例, 天天进行运动常常不是自觉的, 而是强迫自己去做, 一旦遇有特殊情况不能运动, 就可能因此而中断。但是, 如果一个人, 有一天因为特殊情况没时间去运动, 他总觉得有什么事情没完成, 心里总觉得放不下, 同时感觉自己全身发紧, 不舒服, 第二天他就一定会早早去进行运动。这就是形成了天天运动的习惯。实行一种行为容易, 但要把这种行为形成习惯, 长期做下去, 并不容易。所以, 糖尿病治疗的 5 架马车关键在于长期执行, 在于形成良好的个人行为习惯。只有如此, 病情才会稳定, 才会比较健康地生活, 早期患者才可能达到痊愈目标。

得了糖尿病并不可怕, 只要坚持用 5 架马车的综合办法治疗, 始终坚持不懈, 避免慢性并发症, 就能获得健康。世界上糖尿病患者最长寿纪录是 101 岁, 世界级田径运动冠军也有糖尿病患者, 这就是证明。但愿全国的糖尿病患者, 都能科学治疗, 健康长寿。

糖尿病保健:膳食纤维素

　　膳食纤维素能够调节血糖,控制病情,有利于糖尿病患者康复,这是已经被国内外普遍证实的事情。它对糖尿病的作用主要表现在以下几方面。

1. 消除饥饿感

　　糖尿病患者的"三多一少"症状,首先是饥饿。例如一个人,患糖尿病之前每顿饭 4 两(200 克)可以吃饱,患病后食量大增,每顿需要 6 两才能吃饱。但是,这种病需要饮食控制,看病后医生只允许每顿吃 3 两,患者便不得不整日处于饥饿之中。

　　膳食纤维素有一个最独特的物理特性,那便是它的高度吸水性。它到达胃后可以吸入几十倍于自身体积的水分,成为一种凝胶状态,占据了胃的一定容积。如果饭前食用膳食纤维素制剂,其服用量吸水后,正好能占据胃的一半容积,那样,再吃 3 两饭,将胃的另一半填满,人便不会再感到饥饿。

　　膳食纤维素的这一作用不仅解除了患者饥饿这一症状,更重要的是使患者的饮食控制变得容易执行,对疾病治疗起到良好作用。

2. 调控血糖,使之趋向平稳

　　糖尿病患者的血糖起伏不定,波动较大。进食之后血糖迅速升高,出现餐后高血糖;第二餐前,血糖又会异常降低,出现空腹低血糖。

　　膳食纤维素进入胃后吸水膨胀,变成凝胶状态,并下行到达小肠。在小肠凝胶状态的膳食纤维素将食物中淀粉包围,使之不易和淀粉酶接触,使淀粉消化成双糖的过程延缓。进而,膳食纤维素又包围了双糖,使之与双糖酶接触困难,延缓了双糖消化成为葡萄糖的过程。总之,膳食纤维素大大延缓了食物的消化过程。淀粉被消化成葡萄糖之后,小肠黏膜将其吸收入血,成为血糖。但这种吸收必须由葡萄糖分子与小肠黏膜直接接触。此时,葡萄糖被凝胶状态的膳食纤维素重重包围,也必将大大延缓葡萄糖的吸收过程。总之,膳食纤维素大大地延缓了淀粉类食物的消化和吸收过程,这样血糖便不会迅速升高,从而消除了餐后高血糖。不仅如此,由于血糖上升缓慢,尽管糖尿病患者胰岛素功能不足,也使之有可能逐渐将血中葡萄糖充分转移到全身细胞,为它们所利用,改善了细胞的营养状况。这一功效恰如让一位老人去快速跑 1 000 米,他一定跑不到,但如果让他慢跑,2 个小时到达就可以,那他一定会顺利跑到终点。

膳食纤维素延缓了食物的消化和吸收过程,第一餐三四小时之后,肠道中还有一些葡萄糖继续吸收入血,这样也就消除了空腹低血糖。同时,消除餐后高血糖,必然也使尿糖消失,进入血中的葡萄糖不再流失,全部保留在身体内,也使空腹时不会再发生低血糖。

3. 缓解症状

膳食纤维素可以缓解糖尿病患者"三多一少"症状。它缓解饥饿症状已如前述。多喝症状是由于血糖增高,血浆渗透压升高所致。膳食纤维素可以消除患者餐后高血糖,使血浆渗透压下降至正常,多喝症状自然缓解。不再多喝水,便不会再多尿。另外,餐后高血糖消失,尿糖消失,吸收入血的葡萄糖不再流失,全部被转移到细胞内,细胞营养逐渐恢复,体重下降被扼止,一段时间以后,已降低的体重会逐渐恢复。这样,多吃、多喝、多尿和体重减轻的"三多一少"症状得以缓解。同时,肌肉细胞营养和能量增加以后,全身乏力症状也会缓解。血糖不再增高,汗液中不再含糖,全身瘙痒症状就会迎刃而解。

4. 预防慢性并发症

糖尿病给患者带来的最大危害是慢性并发症。膳食纤维素使患者餐后高血糖和空腹低血糖被消除,血糖恢复正常,糖代谢紊乱被纠正。在这种情况下,身体便没有必要再去过多地代谢脂肪,便不会发生脂肪代谢紊乱,因而,动脉硬化也就不会发生,各种慢性并发症也就得以避免。

不仅如此,第 6 篇已经叙述过,膳食纤维素有较好的降低血脂和胆固醇功能,从而也能避免动脉硬化和慢性并发症的发生。

同时,膳食纤维素对一般人的生理功能,在糖尿病患者身上也都会有所体现。如消除便秘、维持正常消化功能以及维持正常免疫功能等。

总之,在糖尿病的科学治疗措施之中,饮食治疗被列为第一项内容,其中补充足够膳食纤维素是至关重要的。一般成年人,每天摄入 30 克左右膳食纤维素就能保证健康,而糖尿病患者,每天则需要 40 克。为了保证膳食纤维素的供给,应当坚持食物多样,谷物为主,多吃粗粮、杂粮及豆类食品,顿顿吃蔬菜和天天吃水果的饮食原则。详细内容请参阅第 6 篇。如果饮食中膳食纤维素供给较难满足的话,每日服用膳食纤维素的营养补充剂,即膳食纤维素保健食品,也属必要。

近年来，不良心理因素、心理失衡在癌症和多个疾病之中，都充当了主犯或帮凶的角色。因此，有序、和谐、平衡的心态对健康的作用便显得尤其重要。

宋教授为了让老百姓保持心理健康，以大众化、通俗化、实用化的语言将医学心理学与健康心理学的研究成果表达出来。在下面的篇章中，宋教授不仅列出了"心理健康良方"、"心理养生"等实用方法，还特意编写了"新不气歌"奉送给大家。

第10篇
编 辑 提 示

第 10 篇

心理平衡：健康的另一半

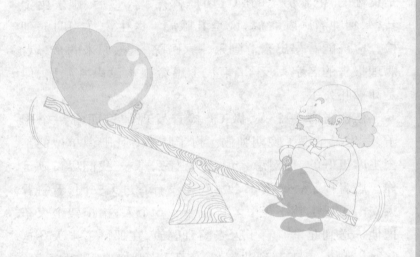

身心健康：你中有我

　　明朝张介宾在《类经》里有一句话："形者神之体,神者形之用;无神则形不可活,无形则神无以生。"祖国医学讲"神明则心安"都是这个道理。心理活动对人的行为作用很大,踢足球,技术再好,只要心理一不行,就非输不可。心理暗示能够杀人,也能够治病。我举一些例子:20世纪60年代,有一位年轻的女患者,30多岁,乳房上长了一个疙瘩,到北京一家大医院去做活体检查,医生让一个星期后取病理报告。到了那一天,患者来到病理科。医生说你在外面等一会儿。这时两位病理科医生在办公室里聊天,说这个人怎么这么年轻就得乳腺癌了,看来活不成了,多惨啊。病人就在门口,听得一清二楚。然后,大夫出来说你那个报告还没有出来,过两天让你的家属来拿吧。这个人回家以后,卧床不起,两个多月就死亡了。她死亡后不久,有另外一名患者也是做乳房病理检查的。医生告诉她是良性的,把乳房上的肿块切掉就完了。最后,她发生了转移,到肿瘤医院看病,说是乳腺癌。医生说你当时病理检查应该能看得出来。到第一家医院一查,原来两个患者病理报告的名字写反了,第一个患者根本没患乳腺癌,但是却被吓死了。

江西省有一个人,做 CT 检查发现肺里面有一个影子,医生说是得了晚期肺癌。得了肺癌等死吧。单位的工会主席挺好的,他对患者说:你有什么要求,我们尽量满足你。患者提了一个要求,说:我还没有看过天安门,看一看天安门再死也就不冤了。单位派了 6 个人,抬担架坐火车把他护送到北京。看了天安门升国旗,在那待了半天。这6 个人就想,反正都到北京了,何不再到肿瘤医院去看看。结果带着 CT 片子,来到肿瘤医院。挂专家号一看,那位专家说:你根本就没有肺癌,这是个炎性阴影,不信再做个CT 看看,准没了。做 CT 一看,果然阴影消失了。这个人一下蹦起来,说好啊,回家了。你看看,这就是暗示对人起的作用。

美国《生物生理学》杂志报道这样一件事:在一个漆黑的夜晚,有几个小青年开玩笑,其中两个小青年把另外一个小青年手脚捆起来,蒙上眼睛,把他抬到一个废弃的铁道上,说一会儿来火车轧你。这个废弃的铁道跟正在使用的铁道紧相邻,被绑的青年老听着过火车的声音。两个小时以后那两位恶作剧者把他解开,一看他已经死了,吓死了。

还有一位美国的电器工人,在高压工作台上工作。高压电线啊,那要碰到一根就非死不可。因此,他平时特别小心。有一次他突然碰到一根电线,一下就倒在那里,死了。一看他身上跟触电的反应完全一样,但是当时高压工作台上根本没有通电。

还有,前苏联有一个人,和另外3个人一块去修冷库。那3个人一个组,他一个人在另一个地方工作。另外3个人看到他出去了,修完了,就把冷库锁上了。第二天打开冷库一看,发现那个人死在了里面,跟冻死的一样。但是当时这个冷库根本没有通电,没有降温,里面的温度跟室外一样。这些都是暗示可以杀人的例子。

算卦有时候很"灵"。说你百日以内就要有血光之灾,这个人心惊胆战。第一个月没事,第二个月也没有事,第三个月还没事,就剩10天了。这个人这天过马路。过马路时很小心,想着汽车可别撞着我。瞧着车来了,急忙往后退,结果被后面开来的汽车撞死了。血光之灾正好一百天。这也是心理暗示的作用。

心理暗示可以杀人,心理暗示也可以治病。我就治过这样一位病人。1968年,我治疗一位胆囊炎病人。我每天给他做十二指肠引流。当时给他吃的一种药叫"金霉素",现在已经被淘汰了。金霉素胆道里浓度比较高。结果,住院以后3天体温就下来了。十二指肠引流后,做胆汁检查,白细胞、脓细胞都减少了。但第5天,这个人突然失明了,看不见东西。我请眼科会诊,眼科医生说眼睛没问题。再请神经内科会诊,也说没问题。最后大家坐在一起,大会诊,一致认为是癔病,精神因素造成的。那就治吧,用暗示疗法治疗。第二天我就通知家属,说:明天下午两点半进行治疗,我们有特效药,一针就好。跟病人也说一针就好。那天下午两点半,病房的大夫、护士,加上实习大夫、进修医生、实习护士,还有 5 位家属,二三十人围着患者。我拿 100 毫升的大注射器,抽了 30 毫升注射用蒸馏水,打静脉,推 20 分钟。推完了,我和病人说:你闭上眼睛,20 分钟以后,准能看见东西。说完大家都走了。过了 20 分钟,这些人又都回来了。当时病房里挂的是插电的那种电表,我让病人睁开眼睛,问:"几点了?"他说:"3 点 25。"癔病就用暗示疗法治疗,"信则灵"。我有个亲戚患癔病,发作起来很厉害,当时我还在读医科大学,请教老师,老师说要用暗示疗法治疗,我就只好"骗"她。怎么"骗"呢,到医药商店买 100 粒胶囊,然后再买一瓶黄连素药片,每个胶囊里捅进一颗药片去,悬在中间。一般的胶囊没有这样的,里面不是药片而是颗粒,而我给她的却是悬着药片的。她一看特新颖,吃了以后特管事。有两年多都没犯这个病。后来碰见一位老兄,给我捅穿了,告诉她说他给你的就是黄连素。于是药便没用了,她后来又犯病了。这就是心理暗示既可杀人,又可治病的实例。

心理活动:有物质基础

心理因素对于健康至关重要,甚至于能够影响人的生命。这有没有科学根据和物质基础呢? 美国的一位心理学家叫爱马尔,他做了一个试验,把管子通到冰水里,然后让人往里吹气。人在心气平和的时候,冰水澄清透明;当悲痛的时候,就出现了白颜色的沉淀;悔恨的时候沉淀的颜色更深,像鸡蛋清那种乳白色;而生气的时候,沉淀变成了紫色。他把紫色沉淀取出来，注射到大白鼠的腹腔里面，能够使大白鼠死亡。显然，情绪的变化可以影响身体内的代谢，产生一些有害物质，毒害人体。

实验说明心理活动是有物质基础的。

心理健康良方："四八九"

我们怎么能够达到心理健康呢？我说要做到"四八九"就可以了。

1. "四"叫做"四无妄"。这不是我说的，是唐朝人孙思邈在他的《千金翼方》里讲的。要"耳无妄听，口无妄言，身无妄动，心无妄念"。

1）别人背后说什么，造什么谣，你别信。你别轻易听人家的胡说八道，尽爱听小道消息，没有好处，这就叫"耳无妄听"。

2）"口无妄言"指不要胡说八道，如果你胡说八道，比如说："你看，那个处长50多岁了，小王才20多岁，他们两个怎么老在一块啊。"后来人家真找上来，把你暴打一顿，你说这不是自找的嘛。

3）"身无妄动"指你自己的行动一定要受大脑的控制，要理智。比如超市大酬宾，5元钱一桶色拉油，5角钱一斤（1斤＝500克，全书同）大米，你去抢购。结果人太多，门被挤破了，你也被人挤伤了，你说值不值。

4）最后一条"心无妄念"是指要心气平和，金钱、地位这些都是身外之物，不要有过多的想法。我有一个同学，是北京一所大医院的医生，文化大革命当中，周总理组织援越医疗队，她参加了。其实他们没有去越南，而是到了广西的桂林，建立了一家后方医院，让越南的高级干部来疗养。他们去了8年,看的都是疗养院的轻病号,业务水平自然要比在北京大医院工作的人差了一些。她后来又回到了北京。这个人特别肯学业务,还被评为北京市的"三八红旗手"。在我国文革后第一次调工资时,她所在的科,有3个同届同学,两个都提了,就不调她。她去找领导,领导说你什么都好,但是业务差一点。最后,她找党委书记谈话,她说我业务差,也是执行政治任务造成的。党委书记说,那谁让你执行的任务,你就找谁去吧,我们管不了。一个星期天,她把家里的事情都安排好,写一封信搁在抽屉里了,到医院做完手术,穿着白大衣,从5楼就跳下去了。当时,我们觉得她不是为了这点钱,而是为了一口气。无论如何,还是由于心理不平衡引起的,为此丧失了最可宝贵的生命,很不值得。

2."八"说的是"八戒":"一戒功名利欲,二戒斤斤计较,三戒犬马声色,四戒心浮气躁,五戒悲观失望,六戒狂喜暴怒,七戒忧郁寡欢,八戒孤独自闭。"

1)一戒功名利欲:单位的一个部门,一个科也好,一个处也好,只能提一个科长或处长,有的时候就为这个心理不平衡,闹得没有办法在这个单位工作了

2)二戒斤斤计较:有人为了一点钱,费尽心机,没完没了。这些东西跟身体健康比起来都是第二位的。有的人斤斤计较,差一点都不行,最后吃亏的还是自己。表面上你计较的,但也不一定能占到便宜,即使占到了便宜,但是你心理方面的损失是没法弥补的。

3)三戒犬马声色:一有权了,一有钱了,很多人便讲吃喝玩乐,那些贪官们都去吃喝嫖赌。有人为赌博而倾家荡产,有人因吸毒而葬送了一生。

4)四戒心浮气躁:不管什么时候,都要心态冷静下来,心平气和才不容易失误。五戒悲观失望:有一点病你

就以为不行了,那还真的不行了。即使得了癌症,你应当想:总要有人得嘛,我得上有什么不得了的,还是应该好好地活着。该治疗就治疗,该吃就吃,该喝就喝。如果总以为自己不行了,吃也吃不下去了,那不真的就完了嘛。

5)狂喜暴怒,忧郁寡欢,都是人的大忌。

6)最后不能孤独自闭:瑞典科学家调查孤独自闭者,得重病的和病死率都比较高。

3.“九”讲的是“九乐”。你要自己找快乐,“知足常乐、情趣之乐、好奇之乐、天伦之乐、交友之乐、忍让之乐、自娱之乐、运动之乐、童心之乐”。我这里讲两个乐:一个是好奇之乐,一个是忍让之乐。

1)“好奇之乐”,探索就会快乐。比如说我研究营养保健,花的功夫特别多。在我花功夫的时候,一点都不觉得苦。有时候几天都在整理文献,一天10多小时下来都不觉得累,也不觉得苦。一个人有爱好才行。有人下象棋,在马路边撅着屁股就下,也挺好的,室外空气新鲜,又能够与棋友交流,挺好!一下棋脑子就不想别的了,很放松,这就很好。

2)“忍让之乐”,比方说别人踩了你一脚,他还没先给你道对不起,你说:没关系,没关系。你心里没什么失落啊。而有人就不行,非得说你为什么踩我的脚不给我道歉,你懂不懂人事,你会不会说人话然而两个人打起来了。回家以后饭也吃不好,甚至血压也高了,弄不好还会发生脑溢血。原来我有个街坊,20世纪70年代的时候,还不兴玩麻将,他就玩扑克牌。这个人玩的时候特别认真,一次玩扑克牌时,人家捣鬼,他使劲一嚷嚷,一下就倒到了桌子下面。本来这个人就有高血压,当场因为脑溢血而死在了牌桌下面。所以,还是要能够忍让一点为好,反正玩嘛,作点弊就作弊嘛。可是那个人当时太较真儿了,结果引发脑溢血而死亡。

我们如果能够做到"四无妄、八戒、九乐",就能够获得心理健康。

心理养生:"一二三四五"

最后,为保持心理健康,应该做到"一二三四五"。

1. "一个重心",保持身体健康最重要。

2. "两个一点",潇洒一点、想开一点。

3. "三个忘记",忘记年龄,忘记财富,包括忘记地位。忘记年龄,你别想我70岁了,还能活几年。该死到时候谁也逃不掉,你想这个没有用。想开一点,人总有不如意的事,跟老伴在一起,难免拌几句嘴,怕什么啊。儿女难免不太孝顺,都要想开一点。有一位退休的局级干部,在单位司局级,权力很大。退休了之后,他就怕人瞧不起他,每天在书包里放上几本小说外出。上班时在电梯里,有人问他干嘛去? 他说去上班。结果每天到公园看小说,看完了,到下班时候再回家。这事哪有传不出去的,别人都说他早就退休了,每天出去看小说。你说那有什么啊,局长也是人啊,应当"忘记地位"。还有"忘记恩怨"。一直到现在,有些老同志还记着文化大革命中的事,谁打了我一拳,谁踢了我两脚。不"忘记恩怨",不但不能团结广大群众共同工作,同时,自己也会心理不平衡,影响健康。

4. "四个有",有个老伴,有个老窝,有个老底,有些老友。最好有个老伴。如果老伴先走了,那太孤独了,最好能再找一个。"有个老窝",要能够满足自己的生活需要,不管它条件如何,能够满足你的基本生活需要就行。"有个老底",中国社会福利还不行,现在如果说你的手里没有一点积蓄,有病了之后,公费医疗或者医疗保险已经不能完全给你解决全部支出,你要自付相当一部分。因此,怎么着你也要多少有些积蓄。中国的现状就是这样。一定要多交一些老朋友,不管你的性格开朗也好,孤独也好,都要交一些老朋友。哪怕这个老朋友跟你一起尽抬扛,今天抬完了,明天接着抬都行,你的心理压力就能够释放出来。

5.“五个乐”,化愁为乐,苦中求乐,知足常乐,自得其乐和助人为乐。

“化愁为乐”,有了愁事,你要想办法找高兴,很快把愁事忘掉。“苦中求乐”,我们的生活总有条件不很理想的地方,人家住三居室的大房子了,你还住一居室或平房呢,就是在这样的艰苦条件下你也要自找其乐。“知足常乐”最重要。很多人对物质的要求无止境,你看看那些贪污上百万的,他还想贪污一千万,欲望永远满足不了。应该认识到我现在的生活就很不错了,五六十年代吃窝窝头,那时候饭都吃不饱,每月1千克肉,3口之家吃一顿肉就买一毛钱的,薄薄一小片,现在比那时候好多了。知足你才能快乐,你要是不知足就永远不会快乐。这与理想的追求无关,你尽可以追求理想,使自己的条件改善一点,但从思想上对现有状况要知足。要不然你老不知足,就永远达不到心理平衡,总生活在不满与牢骚之中。当然,我们对事业的奋斗不能知足,对知识的学习不应该知足。“自得其乐,助人为乐”,要在尽可能多的情况下去帮助人,当然帮助不是无限的,不能影响自己的基本生活。你能够帮助人,在帮助人这一过程中就能获得快乐。

为能求得心理平衡,清朝时,民间流行一首“不气歌”。结合现代情况,我把它修改一下,成为“新不气歌”,奉送给大家。

新不气歌

人叫我气我不气,气急败坏伤身体;
暗生闷气谁知晓,因气生病病难医;
遇事不要太激动,自我调理最相宜;
不如意事谁没有?一钻牛角便来气。
家事不可太认真,难得糊涂好脾气;
凡事都要让一步,夫(妇)儿琐事由它去。
不气不气真不气,大事小事不生气。
人生就像一场戏,相聚一起不容易;
亲朋同事不要比,知足常乐好福气。
白头偕老不容易,是否更应去珍惜;
吃苦享乐在一起,神仙羡慕好伴侣。

一谈运动，人们往往想到长跑、短跑、球类活动等大运动量的活动。其实，强度大的剧烈运动并不利于健康。宋教授在这里所提倡的是运动量中等、运动时间相对较长的耐力活动，也就是有氧运动，或者称之为快乐运动。

为了保证运动的科学性，宋教授专门提出了"每次有氧运动时间为30～60分钟；慢跑或快走距离为3～6千米；每周至少运动5次"的有氧运动科学方法。

第 11 篇
编 辑 提 示

第 11 篇

科 学 运 动

运动格言：动则不衰

在《吕氏春秋》中有这样一句话，叫做"流水不腐，户枢不蠹，动也"。在河里流动的水不腐坏，如果你把河里的水放到水桶里，两三天就变质了。因为流动所以它不腐坏。北京现在还有的平房街门是木头的。木头门内侧上下各有一个轴，那个轴上下各扣一个碗，来回转。这个木头门轴永远也不生虫子，叫做"户枢不蠹"。为什么？因为它动，运动使水和木头不腐坏。人也是一样。祖国医学讲究"动则不衰"，你经常运动，身体就好。宋朝蒲虔贯在《保生要录》里写到"习闲成懒，习懒成病"，你闲下来就容易懒，不愿运动，不运动就容易得病。宋朝的陆游在他诗里写到"一息生百病，速死乃自贻"。你不运动，容易生病，那么你比别人死得早，是你自己造成的。

科学运动：生命必需

古希腊伟大思想家亚里士多德有句名言：生命需要运

动。

　　有人以为只要吃得好，身体便会健康。这种看法是极端错误的，营养与运动对于健康，乃至生命，缺一不可。一个人如果上肢骨折，肌肉并无损伤，断骨复位后石膏固定治疗，个把月拆除石膏后，肌肉却萎缩了，活动僵直无力，原因是缺乏运动。如果想使肌肉恢复如初，只有进行艰苦的训练。如果打石膏的时间延长一年会怎么样？由于缺少运动，骨骼会变得纤细，肌肉会挛缩，这条上肢便残废了。长期卧床的人，全身酸痛、无力，此时不仅肌肉萎缩，而且还会发生骨质疏松。北京医科大学做过一次调查，调查某高校 200 名教授和另外一些体力劳动者，结果教授们骨质疏松发生率高出 2.3 个百分点。更为有力的例证便是宇航员。他们吃着最为科学的饮食，但由于缺乏地心吸引力和运动，会发生肌肉萎缩和骨质疏松。在太空生活的时间长了，刚一回到地球，他们不会走路，甚至连站立都困难，必须经过相当一段时间锻炼，才能康复。可见，运动和营养一样，是健康和生命所不能缺少的。

　　我们再看一看运动对健康的意义。我们来看大象。野生象平均寿命 200 年，动物园里的大象只能活 80 多年，降低了一倍多。野兔平均寿命 15 年，家兔 4～5 年，只相当于野兔的 1/3。运动使动物长寿，不运动使这些动物寿命缩短。国外，做了上千具的尸体解剖研究，发现动脉硬化率，脑力劳动者为 14.5%，体力劳动者为 1.3%。他们的比例是 11∶1。脑力劳动者发生动脉硬化的机会是体力劳动者的 11 倍。二者区别在哪里？就是体力活动的不同。美国有一位科学家，他对 65 000 人进行 5 年的观察，发现经常运动的比缺乏运动的死亡率低 65%。美国联邦疾病控制与预防中心 1997 年组织健康专家进行的一次调查表明，不参加运动的人比参加运动的人死亡率高 1.5

倍,寿命短5～10年。我们国内的观察,发现卧床不起的人,哪怕只是由于外伤,2个星期后尿钙就增加了,1个月后开始发生骨质疏松。就是因为不运动,吃多少钙都没用。补钙不运动,没有用。所以营养、运动缺一不可。

最后一点是世界卫生组织发布的数字,说每年由于不运动造成的死亡有200多万人。可见不运动对人体健康的影响很大,因此,为了身体健康和长寿,应该经常运动。

运动使血液循环加速,肌肉和骨骼获得更多营养,促使肌肉纤维变粗,体积增大,弹性增加,肌肉活动能力和耐力提高。运动促进骨细胞增长,促进骨骼生长,加速骨骼钙化。长期锻炼,可使韧带变得更坚强,关节活动更灵活。生物普遍遵循用进废退法则,人体器官、组织也是如此。运动使肌肉更发达,骨骼更健壮。运动不仅可以促使肌肉发达,并且减少皮下脂肪,使一般人不会发胖,使本来肥胖者逐渐恢复正常。由此不难看出,要想获得坚实的骨骼和健壮的肌肉,只有通过经常而不间断的运动。

运动能刺激呼吸中枢,使呼吸速度加快,促进二氧化碳排出和氧气吸入。经常运动必然使肺活量增大,呼吸功能更为发达。经常性的室外运动,必然增加接触新鲜空气和冷空气的机会,刺激呼吸道免疫功能,使人体对寒冷以及细菌、病毒感染更具抵御能力,大大减少感冒等呼吸道疾病发生的机会。

运动能使心跳速率适当加速,心肌收缩力加强,心脏输出量增加,心肌更为发达;运动会使人在安静时心率变慢,以便能够适应更为剧烈的运动和体力活动。运动还能使能量消耗增加,新陈代谢加快,促进营养物质的消化和吸收。运动还能刺激神经系统,使神经细胞反应更为灵活,全身动作更为协调。

我国城市建设的发展,高楼大厦林立,城市空地、绿地和运动场所太少。许多城市居民吃好喝好之后，多以看电视、上网、唱卡拉 OK 以及玩游戏机为主要休闲方式，运动和体力活动太少。为了生命和健康，每天都应该进行必要运动。

快乐运动：有氧运动

有人一谈运动，便想到长跑、短跑、球类活动等大运动量的活动。其实，从健康的角度，强度大的剧烈运动并不好。

运动分两种：无氧运动和有氧运动。

无氧运动是指剧烈的、运动强度大的运动，如短跑、长跑、球类活动、拳击以及跳高和跳远等运动。在进行这些运动时，由于运动强度大，人再怎么加大呼吸也不能满足体内代谢对氧气的需求，因此，体内启动无氧代谢程序。无氧代谢消耗的主要是体内的肌糖原和肝糖原，而几乎不消耗脂肪。肌糖原和肝糖原在无氧代谢情况下，代谢不完全，产生乳酸等代谢产物。这些产物在体内积存会损害人体健康。不仅如此，由于无氧运动过于剧烈，身体大量出汗，尿液产生较少，使身体内乳酸、尿酸等有害代谢产物不能及时排出，不利于身体健康。无氧运动由于短时间内运动量过大，使心脏及肺等器官负荷过重，经常超负荷工作会使心、肺功能受损，并易发生运动中猝死。世界各国长短跑运动员寿命都比一般人短，就是无氧运动不利于健康的例证。美国著名马拉松运动员詹姆斯·菲克斯，曾经出版一本《跑步》的书，畅销全美，影响极大。但他却猝死于马拉松长跑之中。进行大运动量运动而致猝死的并不罕见。2004 年 10 月 17 日在北京举行的"国际马拉松赛"

上，2名中国业余选手猝死于比赛途中。可见，从健身角度不宜进行大运动量的无氧运动。

另一种运动为有氧运动。有氧运动是指运动量中等、运动时间相对较长的耐力活动。由于运动量适中，经过一段时间适应，从事这种运动，人会感到舒适、愉悦，因此有人也把它称为快乐运动。

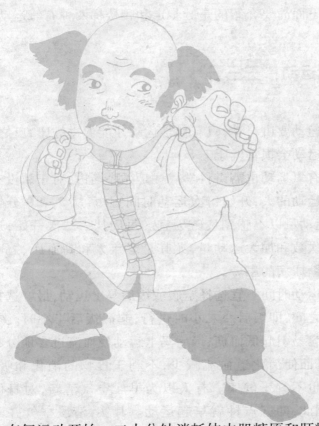

有氧运动开始一二十分钟消耗体内肌糖原和肝糖原，很快便开始消耗脂肪。有氧运动由于能够消耗体内脂肪，并使肌肉丰满，不但有利于健康，同时还是一种既减肥又健体的运动。有氧运动由于运动并不剧烈，因此，运动中并不缺氧，体内进行的是有氧代谢。有氧代谢使脂肪等组织被氧化分解，产生二氧化碳、水并释放出能量。二氧化碳从肺呼出；水以出汗或排尿形式排出；能量被运动所消耗。这种代谢不产生对身体有害的代谢产物。不仅如此，有氧代谢产生的水还有助于体内垃圾的排出。

有氧快乐运动的形式多种多样，如慢跑、健步走（快走）、骑自行车、游泳、爬山、爬楼梯、做健身操和跳健身舞等。下面简要介绍的是健步走和爬楼梯两种有氧运动。

有氧运动："三三五"

运动要讲科学，只有科学运动才能促进健康，反之，不科学运动会损害健康。

有氧运动也需讲科学。一是循序渐进，对于从没有进行过运动的人，开始每次运动时间宜短，从 5 ~ 10 分钟开始；运动量以不感到疲劳为宜。每周从一二次开始，逐渐增加次数和加大运动量，尤其是老年人和高血压、冠心病以及糖尿病的患者。

运动时间不宜选择空腹或饭后马上运动，最好选择在两餐之间，即饭后一二小时进行，起码饭后半小时。空腹运动容易引起低血糖；饭后马上运动使血流过多地分布于四肢，而使消化道血流减少，不利于食物的消化和吸收。晨练也不宜于健康。有人以为早晨空气清新，对身体有益，因此，四五点钟就早起运动。其实，清晨空气并不清洁。以尘埃而言清晨可能少一些，但是，花草树木等绿色植物，白天阳光照射时吸收二氧化碳而放出氧气，夜晚则相反，吸收氧气而释放出二氧化碳。因此，清晨林间或花园中，二氧化碳浓度较高。另外，清晨常常有雾，雾妨碍大气中有害物质扩散，同时，雾中水汽也吸附了地表一些酸、碱、胺、氢、酚和铅等有害物质。总之,清晨运动不利于健康。最佳运动时间为上午九十点钟、下午 3 ~ 5 点或晚上。

有氧运动科学方法"三三五":每次有氧运动时间为 30 ~ 60 分钟;慢跑或快走距离为 3 ~ 6 千米;每周至少运动 5 次。

适度运动:因人而异

2004 年 4 月 8 日晚 54 岁的爱立信(中国)总裁杨迈猝死于健身房跑步机上。英国著名慢跑专家、《慢跑指南》一书作者吉姆·弗克士患有心脏病,仍然不顾医生警告,坚持进行跑步,于 1998 年 2 月 8 日在跑步路上猝死。

以上两例都说明,即使进行有氧运动也需要适度,即运动量和运动强度均要适合本人身体状况。运动量过小,强度太低达不到健身目的;强度太大,运动量过大,超过身体负荷能力就会损害健康。

另外,每个人体质不一样,有的人还患有高血压、心脏病和糖尿病等疾病,因此,对于运动的耐受力更低。为了掌握运动适宜的尺度,除遵循循序渐进原则,从小运动量和较短运动时间开始外,还要依据运动中的心率和运动后有无不适感觉等掌握运动量和运动时间。

怎么掌握运动量? 适宜的运动量,拿你的心率来衡量。在运动当中或刚停下来时赶紧数 10 秒钟脉搏次数。不要数 1 分钟。数 10 秒钟乘以 6,就是 1 分钟的心率。比如数 10 秒的脉搏为 18 次,乘以 6 就是每分钟 108 次。如果数 1 分钟,脉搏就会慢慢降下来了,不能代表运动时真正的心率。

适宜运动心率是:170 - 年龄。50 岁,就应每分钟 120

名家谈健康

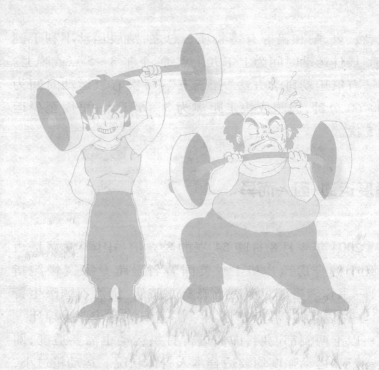

次。无论如何不能超过 220 - 年龄,此即最大心率。

另外,运动后应只感觉到轻度疲劳,较易恢复,没有呼吸困难和头晕等等不舒服的感觉。这样的运动量就比较合适。

有氧运动一:健步运动

散步也是一种运动,但由于运动量不足,不能达到健身的要求。据测定,走完相同距离健步运动消耗的能量为散步的 2 倍多。健步走的方法如下。

(1)时间、距离:开始每天一二次,每次 20 分钟,步行 1 千米;第 2 周每天半小时,步行 3 千米。以北京内城公共汽车站计算,走 3 站再返回,即约 3 千米。第 3 周每天

40 分钟,步行 4 千米;第 4 周每天 50 分钟,步行 5 千米;第 5 周每天 1 小时,步行 6 千米;以后长期坚持。10 岁以下儿童每天最多步行 40 分钟,4 千米;10 ~ 13 岁少年和 70 岁以上老人每天最多步行 50 分钟,5 千米。

（2）速度:原则上是每 10 分钟 1 千米,开始可以慢一些,以后逐渐达到要求。步行距离和速度,可以用运动后心率来掌握,方法参阅"适度运动:因人而异"内容。

（3）姿势:步子要迈得大一些。13 岁以上儿童和成人每步应不小于 50 厘米。头微扬,上身稍向前倾,肩膀放松;双臂尽力向前、向上摆起来;呼吸均匀,精力集中。迈步时重心先在脚跟,后移至脚尖,要雄健有力。

有氧运动二:爬楼梯运动

爬楼梯运动消耗的能量更多,因为除运动消耗的能量外,还要克服自身重力,如爬 11 层楼,就相当于把 50 千克左右的体重提升 30 来米高,这部分能量消耗是相当大的。据测定,上下楼梯所消耗的能量相当于散步的 5 倍、游泳的 2.5 倍。这种运动对健身和减肥效果更好。世界超级胖子史蒂芬,体重 197 千克,采取节食、服药和跑步等许多措施,均未收到明显效果。后来他苦练爬楼梯,9 个月体重减少 111 千克,成为体重 86 千克的健美男子,并在法国登塔比赛中打破世界纪录。可见,爬楼梯运动的减肥健身效果非常好。

爬楼梯运动每次 15 分钟至半小时,每天 1 ~ 2 次,要从小运动量开始,逐步达到要求。理想爬楼梯速度每分钟 30 ~ 50 个台阶,爬 10 分钟休息 5 分钟。当然,运动速度还需以运动时心率来掌握,方法见"适度运动:因人而异"

内容。

　　老年人，高血压、心脏病和糖尿病患者以及肥胖者，运动及协调能力均较差，应注意安全。楼道内采光应当好，爬楼梯时精力要集中，眼睛始终注视前方，抬脚要利落到位，落脚要稳定、准确和缓慢。

大气污染、工业废渣废水污染、噪音污染、铅污染、电磁污染、室内环境污染……随着现代化的进一步发展，环境与健康成为当今各国关注的问题之一。

宋教授对人们普遍关心的问题，例如：环境污染与致癌、致畸、致突变作用；水、空气、土壤与食品的污染对人体健康产生的影响，以及电磁辐射、铅污染对人们的危害等做了较详细的阐述，旨在提醒人们提防其对健康所带来的负面影响。

第 **12** 篇
编 辑 提 示

第 12 篇

环境与健康

随着科学技术的发展、经济水平的提高以及工农业现代化,我国居民生活也逐渐走进现代化,享受着现代文明。

当今,极少有人还住在泥屋草房之中,喝着河水,吃着屈指可数的几种粮食、蔬菜。住高楼大厦的人多了,使用现代化家用电器,穿着高档服装的人也越来越多。

现在人们不但要住上楼房,而且追求宾馆化。不再满足于水泥地面、白灰墙,而要铺设人造地砖、木地板或大理石,墙面喷涂、软包,吊顶加装饰灯。安装空调和热水器的家庭也不断增多。

洗衣机、电冰箱、电火锅、电饭煲、抽油烟机、电视机、录音机、录像机和 DVD 机已经走入千家万户。电脑和游戏机也已步入家庭。家庭现代电器化的步伐并不低于国家经济的发展速度。

城市道路的发展跟不上汽车数量的增加,道路拥挤已经成为城市发展的制约因素。许多大城市的汽车数量比20 年前增加几十倍,公交车、公家车不断增长,小汽车还走入一些家庭。

当今,穿纯棉、麻、毛和丝织面料服装的人逐渐减少,而各种化纤、混纺面料服装占据主流。

总之,科技现代化和工农业现代化带来了生活的现代化,生活现代化在不知不觉中发生。

但是,随着工农业现代化和生活现代化,人类生活环境的污染也接踵而至。人类创造了现代文明,但同时也在残害自身。许多大城市再也看不到蓝天白云。全国很难找到完全未受污染的清流。

防止现代文明对环境及健康带来的负面影响,是一件功在当代,利在千秋的大事。

环境与健康:当今各国的重大课题

20世纪之初,工业化浪潮冲击日本九州熊本县水俣地区,一家公司在这里建立了氮素工厂。随着工业化进程,这个依山傍水宁静的海滨村镇,逐步发展为一个化学工业城。20世纪60年代这里出现了一种怪病:患者四肢疼痛、麻木、咀嚼和吞咽困难、言语不清、耳聋、视力障碍、运动不协调、震颤、偏瘫、意识模糊和抽搐,甚至遗留终身残疾或死亡。通过调查确定,怪病祸源是氮素工厂,杀手为汞(水银)。原来,工厂在生产过程中使用汞为催化剂,40年中已有上百吨汞随污水流入水俣湾。该海湾仅含汞污泥就积存达4米厚。汞对海水的污染引起了上述疾病的发生。这就是著称于世的水俣公害。

随着我国的改革开放,乡镇企业如雨后春笋般在祖国各地兴起。这本来是件好事。但是,由此而引起的环境污染不能不令人担忧。冒着气泡、散发着臭味的小河,泛着黑色、漂着死鱼烂虾的湖塘,浮着油污、伴着腐气的海滨,在各地并不少见。修建一座化工厂、造纸厂、洗染厂而污染半条河流、一个湖塘或一方海滨,在我国并不是什么稀奇之事。至于肉眼看不出的变化——水中有害物质或致病微生物含量已经远远超过标准的江、河、湖、海更是比比皆是。现在要想找到一处完全没有受到污染的清净水域实在太难了。此外,农业生产中大量施用化肥和高效农药,使粮食、蔬菜和水果中的农药和化肥残余量过高;食品加工中使用的防腐剂、抗氧化剂、稳定剂、乳化剂、色素、香精、加固剂、漂白剂和膨松剂等都可能对人体健康造成不良影响;工厂的烟尘和汽车尾气对空气的污染,噪音对人们的干扰,就更加广泛而又复杂。这些污染使人防不胜防。

1986 年地质勘探队在江西省修水县上杉乡山上发现金矿,做上标记后离开。村民发现后,蜂拥而来进行采挖。他们一天 24 小时在三五百米深的洞中用干钻采掘。灰尘飞扬,在所不顾。1993 年第 1 例矽肺被诊断。至 2000 年仅因矽肺就有 25 人死亡,该村成为我国著名"矽肺村"。

江苏省盐城市阜宁县的一个乡村,相邻一家农药厂和两家化工厂。村里经常弥漫着一股刺鼻的气味,村民们不敢开窗,有人睡觉时甚至用湿毛巾捂住口鼻。很多人咳嗽、胸闷。田里没有一只麻雀;养殖场蜜蜂大批死亡;狗喝河水,很快死亡;从河里捞出来的鱼带有农药味,人不敢吃,拿去喂猫,猫吃后也死亡;用地里产的粮食喂鸡,鸡很少生蛋。从 2001 年至 2004 年初,全村共因癌症死亡 20 人。记者采访时,还有 10 位癌症患者正在接受治疗。这个村,成为有名的"癌症村"。

1988 年我国上海市 31 万余居民,由于食用毛蚶而染上甲型肝炎,其中 47 人死亡,成为人类历史上最大的一次甲肝爆发流行。疾病流行的真正原因是城乡排放的废水污染了近海的海水及滩涂,使毛蚶携带甲肝病毒。

2000 年 5 月 18 日傍晚,安徽省阜阳颍州区七里沟旁,一对父子正从沟里往外挑水,忽然倒在沟边。同时劳动的另外 8 名村民前去施救,结果也相继倒地。经急救 6 人死亡,4 人幸运脱险。经过专家调查,此村旁共有制药厂、化工厂等 11 家企业向沟中排污。污水长期沉积,形成厌氧环境,产生了大量毒气。经检测,现场空气硫化氢严重超标,竟然超出国家允许标准 7 200 倍!

我国居民生活的外部环境已经恶劣到如此程度,居室内会不会好一些? 毕竟人们 80% 以上的时间生活在室内。

一个成年人,每次呼吸需要 0.5 升空气,每天需要 1 万升空气,换算成重量相当于 24 千克。如果 1 个三口之家,即使整天不来客人,一天也需要呼吸近 3 万升空气。居室再大,哪有这么多空气? 如果开着窗户,由于空气流通,可以不断呼吸到室外空气。但是,这些从室外来的空气,已经受到严重污染。冬季气候严寒,北风呼啸,人们很少打开居室窗户;夏季不少家庭使用空调,门窗密闭。在不开窗户的情况下,人们只有利用室内有限的空气进行反复呼吸。氧气含量会不断下降,而二氧化碳、一氧化碳或其他废气会不断增多。人们的呼吸道中存在着大量细菌,通过呼吸、说话、唱歌、咳嗽和打喷嚏而散布到室内空气之中。密闭房间内细菌浓度会越来越高。不仅如此,铺设地毯和豢养宠物的家庭,空气中还存在着大量尘螨。

室内装饰材料、家具中的油漆、黏合胶释放着甲醛、二甲苯和乙烯等几十种有害物质;大理石地面还可能释放放射性物质氡。居室装饰现代化不利于健康,有时甚至会致病。青岛市一个三口之家,刚搬入装饰一新的新居,第二天便因装饰材料释放的有毒成分而中毒,妻儿经抢救脱险,丈夫不幸身亡。北京一位女性,分到新屋之后花了近 3 个月时间进行装修,未等屋中气味散尽,便迫不及待地搬了进去。1个月后因月经血流不止和贫血而住院,经查患了再生障碍性贫血。

单元房集住、吃、娱乐于一身,大大方便了居民,提高了生活质量。但是,厨房竟是藏污纳垢之处。经实地检验:1滴抽油烟机中残油含细菌12万个;菜板上半个指甲盖大小的污垢,含细菌100万个;一小块电灯开关上的污垢,含细菌30万个。不仅如此,烹调时产生的氮氧化物、二氧化碳等有害气体也会污染室内空气。厨房产生的油烟中竟含有74种化学成分,可能致癌和导致妇女不育。

2001年5月14日,一外地进京打工妇女在北京生下一个畸形婴儿,该婴儿嘴巴尖尖,向前突出,竟高过鼻子,下巴处还有一个小洞。B超检查发现其完全没有胃。追查原因,原来婴儿的父亲长期从事室内装修刷油漆工作,产妇打工的地方也在年内进行了装修。

原预防医学科学院环境卫生研究所与北京市防疫站,对北京市5个区16户单元楼房室内空气质量进行检测,结果二氧化氮44%超过国家标准,二氧化碳半数超标,可吸入颗粒物全部超标,最高的竟超标近10倍。

天津市有关部门对一些中小学教室进行检测,二氧化碳全部超标2倍左右。武汉市抽查8所学校60间教室,36.6%室内空气质量不合格。致使74.5%学生注意力不能集中;82%学生感到疲劳,易瞌睡,50%学生思维能力下降。

北京市某室内环境检测中心,对市内4家大型商场室内空气质量进行检测,结果在营业1小时后,室内空气含细菌量高于室外45%,二氧化碳高3倍以上,可吸入颗粒物高60%。营业9小时后,可吸入颗粒物竟比室外高9倍以上。

据有关部门测算,我国每年由于室内小环境污染,引

起超额死亡人数达 11.1 万人,超额急诊 430 万人次。仅
1995 年因室内污染引起健康危害所致经济损失即达 105
亿美元。

　　环境污染和室内污染是人类健康的大敌,应当引起全
社会的重视,花大力气去治理。当前,我国政府已经十分
重视环境污染的治理,但难度相当大,有的地方治理的速
度还跟不上新产生污染的速度。看来,还蓝天碧水之时尚
远。

健康杀手之一:铅

　　伴随工业生产和生活现代化,铅悄悄地进入人们赖以
生存的环境之中,并隐蔽地侵害着人体健康,首先是儿童
的智力,铅使全国成万上亿儿童在不知不觉中受到伤害。
可见,铅污染是儿童智力发展的大敌。

1. 古罗马毁于铅

　　古罗马帝国铅锌器皿的应用成为时尚,贵族们享受着
高度"铅文明",结果受到铅的毒害也最深。男性常常不
育,女性不孕、流产或死产,儿童智力低下。据记载,古罗
马当时 50% 以上公爵无子女;而有后代的贵族,他们的子
女很多也是低能儿。因此,历史学家据此认为,古罗马帝
国灭亡同铅密不可分。

　　贝多芬死于 1827 年 3 月 26 日一次暴风雨时,其死因
一直是个迷。近年对他的头发分析发现,铅严重超标,从
而能很好地解释他生前耳聋、烦躁、离群索居、脾气暴躁、
腹痛、消化不良和慢性腹泻等症状。因此,权威人士认为
贝多芬死于铅中毒。

1987 年春节前后,我国江苏省如东县,500 余人剧烈腹痛、贫血,有的几乎丧命,有的还被误诊为急腹症而行剖腹手术。一时间谣言四起,人心浮动,封建迷信活动猖獗。这 500 余人到底患了什么病? 原来,当地锡匠为牟取暴利,用廉价铅为原料制造"锡壶"贩卖。而当地又有在春节前后用锡壶烫饮自制米酒的习惯,结果使 500 余人急性铅中毒。使一个本应欢乐的春节却成了无数家庭的灾难。

2. 铅污染——现代儿童智力的克星

如今像古罗马或如东县那样的铅中毒事件已经很少发生了,但是铅对人们的毒害不仅没有停止,相反变得更加广泛。不过其表现的形式变得更加隐蔽,在不知不觉之中,悄悄地损害着人体健康。从一定意义上讲,这种被称为慢性隐匿性的铅中毒比急性铅中毒对现代人健康的影响更加严重。

慢性隐匿性铅中毒主要损害的对象是儿童和青少年,主要损害儿童智力。

据研究,儿童血铅每上升 10 个单位,其语言智商减少 8 分,操作智商减少 7 分,总智商减少 9 分。这样的儿童常常表现为记忆力差,听、说、读、写能力较低,最为困难的是理解、推理和计算,因此,数理化课程成绩较差。这样的儿童还表现为注意力集中困难和多动。他们虽然对看电视、做游戏等感兴趣的事,能够集中注意力,津津有味地去看、去做,但听课时却不能专心,思想常常开小差。同时特别容易被周围的事物分散注意力。因此,他们听到的课程内容常常是间断的不连贯的。作业也常常不能安下心来做,马虎、潦草、丢三落四,并常不能按时完成。他们还常在听课或做作业时扭来扭去,不停地玩铅笔、咬衣角或在书本上乱画,边做作业边玩。正因为如此,这样的孩子学习成绩往往不佳。他们还经常不守纪律,不能与同学团结。

慢性隐匿性铅中毒儿童比同龄儿童身高偏矮,同时面色略显苍白,化验检查可能有轻度贫血。偏食、厌食,食量较小。还容易经常感冒、发烧。

3. 铅污染来自何方

铅污染主要来自空气和饮食。

空气中的铅污染最多来自汽车尾气和燃煤。

汽车越多,密度越大,尾气治理越差,铅污染就越严重。据调查,北京市中心区 10～12 岁儿童,78% 血铅超标;近郊区为 62%;而远郊农村只有 30% 超标。可见,儿童铅中毒与汽车尾气污染关系密切。过去汽车用油通常采用四乙基铅作防爆剂,因此,汽车尾气中铅含量较高。现在我国一般大城市均使用不以四乙基铅为防爆剂的无铅汽油,尾气中铅含量大为降低,对预防儿童铅中毒十分有利。上海市 1997 年 10 月 1 日起使用无铅汽油,儿童铅中毒人数随之明显降低。但是,无铅汽油并非真正不含铅。按国家标准,含铅低于 0.05 克/升的汽油即为合格无铅汽油,显然其中仍然含有一定量的铅。另外,当前市售无铅汽油相当一部分并不合格。2004 年初国家质检总局抽查北京、天津、山西等 7 个地区 100 批次无铅汽油,合格率仅有 73%,即 1/4 以上不合格,其中铅含量最高者超过国家标准 200 多倍。

据调查,使用燃煤的家庭比不用燃煤的家庭室内空气铅含量高 18 倍。吸烟也会使室内铅含量增加。另外,刚刚装修过的房间和刚刚油漆过的家具也使室内空气受到污染。当然,矿山、制酸和蓄电池等工厂,也使周围环境中铅含量增多。

来自食物途径的铅污染有几类：一类是进食含铅食物，如松花蛋和土法爆米花；另一类是食具或餐具对食物的污染，例如使用彩绘或涂漆碗、盘和筷子，饮用在铁壶和铁桶内存放时间较长的水，食用用旧报纸或印字塑料袋包装的食物。再就是油漆中铅的间接污染，例如婴幼儿常常舔涂漆玩具，中小学生啃铅笔头。另外，蜡笔、蜡烛、涂改液以及电池中都含有铅。

4. 铅为什么特别亲近儿童

漂浮在空气中的铅微粒，一般在 0.8～1.2 米处浓度最高。此高度恰好是幼儿和小学生口嘴的高度，因此最容易被这些儿童吸入体内。另外，儿童比成人对铅的吸收率高 5～10 倍。研究证实，成人铅吸收率为 5%～10%，而 2～3 岁幼儿却高达 40%～50%。儿童的卫生习惯也不如成人，如他们常常边玩玩具边吃零食；边翻阅书报边进食；还可能舔玩具、啃铅笔头、咬衣服角；也不能做到食前洗手，尤其较难做到每次吃零食前认真洗手。以上这些原因都造成铅进入儿童身体的机会和数量远比成人为多，同时儿童正处生长发育阶段，身体各器官系统功能未臻完善，更易受到进入体内铅的毒害，尤其是大脑和神经系统。

据调查，我国儿童铅中毒发病率相当高，可达 30%～60%。其中城市远远高于农村：如北京市城区为 57%～78%；广州市为 60%；浙江省城市为 39.55%；上海市为 37.8%；无锡市为 27.1%。而北京市远郊农村为 30%，仅为城区发病率的 1/2。

5. 预防儿童铅中毒，着手于细微处

治理铅污染应与治理环境污染同步，如限制城市汽车数量，严格治理汽车尾气，使用无铅汽油和减少城市燃煤

及限制工业烟尘、废气和废水排放。严格食品卫生及玩具质量监督,禁止铅含量超标产品销售。

父母和家庭为预防儿童铅中毒,应注意以下几点。

(1)尽量远离交通繁忙的马路,不要带孩子到马路边和立交桥附近散步、玩耍。

(2)不给孩子吃松花蛋和土法爆米花。

(3)让孩子每次食前认真洗手,勤剪指甲,勤洗澡,勤换内衣。

(4)让孩子养成良好卫生习惯:不边玩边吃零食;不边翻书边进食;不啃铅笔头和舔玩具。

(5)勤打扫房间,经常用湿布擦抹家具灰尘。食品、奶瓶、奶嘴应加罩。

(6)燃煤家庭经常开窗换气。不在儿童居室内吸烟。

(7)尽量不使用彩釉和涂漆餐具。不使用旧书报包裹食物,不使用印字食品包装袋。

6. 谈铅不必色变

铅污染给我国儿童,尤其城市儿童的健康造成不良影响,这是个不争的事实。时至今日,许多人还不了解铅的危害,还未对孩子实行应有的预防措施。但另一方面,我们在宣传时也有过当之处,使一些人谈铅色变,做出一些不正确的应答。下述情况应当引起充分注意。

1)科学诊断不可少

铅是对人体有害的金属元素,人体内不应含有铅。但是,现代人由于不可能不接触到环境中的铅,因此,体内就会有少量铅存在,按照国际通行标准,血铅在 100 微克/升(10 微克/分升)以下应该是安全的。

可见,儿童铅中毒的化验诊断标准应为;血铅 > 100 微克/升。

当前许多医疗保健部门检测方法不科学。过去常用的一种方法并不准确。如果贫血，也能反映出化验值增高，但我国儿童20%以上贫血。这样就造成本不是铅中毒儿童也被错误诊断。过去我们报道的某些地方儿童铅中毒比例高达百分之八九十，可能就是这样的原因造成的。

2004年3月中旬，河北省兴隆县某乡村，150名小学生和11名成人怀疑铅中毒，到当地县医院求治，由于医生讲暂时无法确定病因，造成恐慌，后来27名小学生到北京一家医院就诊。由于这家医院不完全了解本病诊断标准，结果使这161人均先后进京到北京市职业病中心就诊。经检验后确定，根本不是铅中毒群发事件。

可见，科学诊断十分重要。

2）区别"职业病性"与"隐匿性"铅中毒

医学书籍上所写的均是职业病性铅中毒：有明显症状，如严重腹绞痛，口内金属味、流涎、出汗多、烦躁、不思饮食、四肢麻木等。严重者可出现肝肿大、黄疸、远端肢体瘫痪，抽搐或昏迷。本文开头介绍的500余人腹绞痛就是一起群体急性铅中毒案例。当然，除急性铅中毒外，还有慢性铅中毒。

化验检查，这类患者血铅一般均为300～500微克/升，甚至超过500微克/升。

本文介绍的为"隐匿性"铅中毒，或称"亚临床型"铅中毒，缺乏临床症状，对身体不造成严重危害，仅仅对智力和体格发育造成一定影响，它与职业病性铅中毒是完全不同的。

3）"隐匿性"儿童铅中毒不需药物治疗

本文谈及的儿童铅中毒为"隐匿性"铅中毒，与书本上谈的急慢性铅中毒不是一回事，完全不必应用药物驱铅治疗。一般服用高膳食纤维素保健食品就可以。主要应当采取保健措施，防止铅继续进入体内。

所有儿童，均应采取保健措施，防止铅对健康的危害。除上述措施外，在饮食方面应注意以下几点。

首先，应多吃蔬菜、水果。对吃蔬菜、水果太少的儿童，每日可服用维生素 C 制剂 0.3 克和膳食纤维素制剂。蔬菜、水果中富含维生素 C，据研究，大量维生素 C 有助于铅中毒症状的缓解，同时能够减少铅毒危害。蔬菜、水果中还含有丰富膳食纤维素，可以减少已进入肠道铅的吸收和促进体内铅排出。

其次，食用海带、金针菇、大蒜、胡萝卜、绿豆和牛奶均有预防铅中毒的作用。

第三，儿童不应进食过多脂肪，太多的脂肪能促进铅的吸收。

人的生命只有一次，但人类却要繁衍下去。为了儿童和子孙后代的健康，全社会都应行动起来，切实治理铅污染和环境污染。

健康杀手之二：甲醛

首次接触甲醛是上医科大学的时候。学习人体解剖学，若想熟悉肌肉、血管和神经的位置，就要在尸体标本上翻来翻去。尸体标本是用福尔马林（40% 甲醛）浸泡过的。一进解剖教学楼便闻到一股刺鼻的甲醛气味，半天实习课下来，人会虚弱许多，双眼刺痛、流泪、喉头发紧、全身无力，完全没有食欲。可以讲，那一个多月，是我这一生最难过的一段日子。

40 多年过去了，想都不会想到，甲醛却悄悄地闯入了平常百姓的日常生活之中，挥之不去。

1. 饮食中甲醛知多少

2001年6月广西，由于生产者在粉丝中加入吊白块，致使87个食用者集体中毒。

吊白块亦称雕白粉，化学名称是甲醛次硫酸钠，食入后在胃内遇胃酸分解产生甲醛，对人体产生毒害作用。

对于那些色白诱人，不易煮烂，韧性强和爽滑可口的白面、面条和米粉，你不要轻易上当，其中很可能掺入了吊白块。2000年对广东、广西、河北和海南一些地方进行市场抽查，发现含吊白块的面粉及面制品竟占50%以上。可以想象，当前在我国，没有吊白块面粉销售的城市已很难找到。2001年7月国家质检总局在华东、华南和西南部分地区共查出372家生产食品的企业违禁使用吊白块，查抄没收使用吊白块食品9万多千克。江西省吉安市查处两家个体企业，共查出吊白块米粉3.6万千克。健康报2001年一篇文章报道，武汉市场上93%的米粉含吊白块。

吊白块受染食品不仅限于白面及面制品，同时还涉及粉丝、腐竹和食糖等食品。2001年7~9月国家质检总局在华东、华南和西南共查获搀吊白块米粉3万千克、食糖7.5吨，还涉及河粉、面条及其他米面食品。

往食品里直接添加甲醛（福尔马林）的还有水发食品和冰冻水产品：鱼、虾、蟹、海蜇、扇贝、海螺、海参、鸭掌、凤爪、鸭肠、蹄筋、黄喉、天梯、百叶和毛肚等。加福尔马林的上述产品个体大、鲜亮、不易腐坏，同时增加重量，不但能卖上好价钱，还深受不知情的消费者欢迎。2000年2月福州市检查13个水产品销售点，结果全部冰冻海产品均用福尔马林浸泡过。2001年重庆市发现大多数火锅毛肚是用福尔马林发泡的。2001年11月，北京市抽查大中型超市、商场、菜市场和农贸市场水发食品,结果在 926 件产品中 298 件发现甲醛,占 32.2%,涉及虾仁及鱿鱼等 14 个品种。

更有甚者,湖南邵阳市的一家地下作坊,竟然用福尔马林浸泡死猪尸体,然后冒充新鲜猪肉批发出去,检查者一次就收缴病死猪肉 1000 多千克。

最近还得悉,在啤酒生产过程中,为了增加稳定性和降低色度,也使用了甲醛。我们日常喝的啤酒几乎全部含有甲醛。

民以食为天,生命与健康离不开食物,但甲醛却常与食物相伴,在不知不觉中谋夺进食者的健康。这就是当前我国不得不面对的一个食品卫生问题。

2. 时装也成健康杀手

1999 年广州市两家制衣工厂先后发生集体中毒事件,经广东省中毒急救中心检查确认,中毒元凶是制衣所用布料甲醛严重超标所致。原来,在各种布料和纺织品印染和后整理(柔软、硬挺、抗皱整理)过程中,要使用各种染料、助剂和整理剂,其中含有对人体有害的物质,主要的就是甲醛。人们所穿衣服的衣料中,或多或少地会含有甲醛等有害物质,劣质衣料中含量更多。

2004 年 1 月 11 日国家质检总局公布 10 省市服装抽查结果,7 个品牌的婴儿服装含有甲醛。

随着生活水平的提高,进入干洗店洗衣的人越来越多。服装干洗可能危害人体健康,这是大多数人都不会想到的。

2002 年 3 月某夜,合肥市一洗衣店主猝死于自己店中。经公安局刑事科学技术鉴定,死亡原因为"干洗剂吸入中毒"。原来这家洗衣店内放置一桶美国干洗油。而这种干洗油中的主要成分挥发性很强，吸入过多就会抑制人体中枢神经系统而致死亡。

我的一位年轻朋友，反复发生咽喉干涩不适、双眼疼痛、头痛、头晕、全身无力和失眠等症状，多次到医院就诊，均被诊断为"上感"。可她自己总觉得与平日感冒不一样，同时服用医生开的药也没有明显效果。无奈之下找到了我。本来我怀疑她是对某种东西过敏，要求她作一个月的记录，只要生活中出现临时情况就要记下来。后来发现，她每次发病均与换衣服有关。经询问得知，她的多数衣服都是送洗衣店干洗。到此，我告诉她，干洗后的衣服中含有甲醛造成的中毒是她发病的可能原因。原来，干洗剂中含有甲醛和四氯乙烯等有害物质。我告诉她：以后从洗衣店取回的衣服要存放一星期以上再穿。从此她的这种"怪病"便再也没有发生。

衣服是人们天天离不开的物品，但如果衣料不合格或穿着、洗涤方法不当都可能危及健康，甚至杀人夺命，对此人们不能不给予足够重视。

3. 居室甲醛杀人夺命

甲醛杀人事件，在我国已屡见不鲜。

1998 年 7 月，北京市某居民装修房屋现场，4 名装修工人死亡。2000 年 7 月，浙江省临海市 2 名油漆工人死于装修房屋之中。1996 年 5 月，北京市一新建小区进行室内装修，发生 48 人集体中毒事件，后经查明为进口装饰涂料甲醛超标所致。1999 年 7 月 20 日，北京市"青年湖501 综合楼"工程正在涂防水涂料的 4 名工人急性中毒，2人当场死亡，另 2 人深度昏迷。后来，参与抢救的 12 名工人也先后被熏倒。2000 年 8 月，浙江省兰溪市一名 14 岁少年，丧命游戏厅中。1998 年 7 月，青岛市一 3 口之家，搬入刚装修的新居当夜,丈夫死亡,妻儿严重中毒。1998年12月,四川省绵阳市一对年轻夫妇,在油漆一新的居室中一睡便再也没有醒过来。

据报道,2000年前后北京市每年发生有毒建筑材料急性中毒事件约400起,中毒万余人次,慢性中毒约10万人。2001年北京市的一项调查,室内空气甲醛浓度73.3%超标。而我国城市居民每天在室内生活和工作的时间平均长达21.53小时,占全天的90%,甲醛通过室内空气杀人便不足为奇。

2004年初北京发生新购汽车车内污染中毒事件。2004年6月5日北京公布对1 175辆新车车内环境检测结果,9成不合格,其中23.4%甲醛超标,75.1%苯超标。同期广州检测100辆新车,92.5%车内环境不合格。深圳70%以上新车车内环境不合格,最高的超标10倍以上。

这正是:住新居开新车甲醛总相伴,杀人不见血,要想离开甲醛不容易!

4. 追缉甲醛

甲醛是一种无色、有剧烈刺激气味的气体,由于它容易发生聚合反应,因此商业上一般使用其40%的水溶液,即福尔马林。在人体解剖工作中福尔马林用于固定尸体标本,达到长期不腐坏的目的。在工业上甲醛用于制造合成树脂、表面活性剂、塑料、橡胶、鞣革、造纸、染料、制药和照相胶片等方面。吊白块是一种常用的工业漂白剂,它在人体内被分解产生甲醛。

甲醛是一种细胞毒性物质,损害人体细胞的DNA,并引起细胞突变。甲醛急性中毒表现为打喷嚏、咳嗽、视物模糊、头晕、头痛、乏力、口腔黏膜糜烂、上腹疼痛以及呕吐。随着病情恶化,可出现声音嘶哑、胸痛和呼吸困难。

严重的可出现喉头水肿、肺水肿、窒息、昏迷、休克，直至死亡。皮肤接触还能引起接触性皮炎。口服中毒表现为消化道黏膜损伤、出血，甚至发生胃肠穿孔，还可合并代谢性酸中毒和脑水肿。如果一次服用福尔马林 10 毫升以上就可引起死亡；一次食用吊白块 10 克也可夺去人的生命。甲醛还是一种致癌物质，国际癌症研究组织将它列为人体鼻咽癌可能致癌物。

甲醛本是一种造福人类的化工原料，但近年来却常以罪犯的身份出现，时不时地杀人害命，损害人体健康。其实，罪不在甲醛，有罪者在于那些财迷心窍，将甲醛用在不该用的地方或不顾限量超标使用的人，那些经销含有甲醛食品和甲醛超标建材的商家，也有意或无意地成为罪犯甲醛的帮凶。

预防甲醛毒害我国居民生命与健康，已经成为一项刻不容缓的工作，全社会都应行动起来，共同与之斗争。消费者不购买可疑含有甲醛的食品和甲醛超标建材；商家拒绝经销这些产品；执法部门加强监督，加大打击力度。只有如此，人们才能远离甲醛伤害，确保生命和健康。

健康杀手之三：电磁波

随着环境保护意识的增强，人们对空气污染、水污染以及噪音污染已不陌生，但对于看不到、摸不着的电磁污染却并不了解。

著名国际象棋大师尼古拉·古德科正在与超级电脑对弈，连胜 3 局之后，突然大叫一声，全身抽搐，倒地身亡。这就是 1988 年发生在前苏联震惊世界的电脑杀人案。经调查证实，杀人凶手是人们肉眼看不到的电磁波。原来，外来电磁波干扰了电脑正常程序,从而使这台超级电脑突然放出强大电流而杀伤人体。20 世纪 70 年代,美国曾多次抗议前苏联用微波照射美驻苏大使馆,使美工作人员患"微波综合征"。

家庭中也有电磁波? 有。许多家用电器都会产生电磁波,例如微波炉、无绳电话机、手机、电褥子、电视机、录像机、电冰箱、电脑、吸尘器和日光灯等。电磁污染是指波长在 1 ~ 1 000 毫米,频率在 30 万 ~ 300 万兆赫之间的电磁波所造成的环境污染。如上述家用电器在使用过程中都会产生不同波长和不同频率的电磁波。电磁波对人体主要危害是通过致热效应引起的;非致热效应对健康的危害目前还不十分了解。就以微波炉为例,我们把一个鸡蛋放进去,鸡蛋吸收微波能量转化为热能,而被"煮"熟。这种方式与蒸、煮和烤不同,不是由外部热源直接作用于食物,而是由食物内部受热而被烹熟。如果人体受到电磁波照射,表面并不觉得什么,但内部组织、细胞因为受热而可能受到伤害。

1. 电磁污染对神经系统的影响

电磁污染可能使人体神经系统功能受到干扰,出现头晕、头痛、全身无力、抑郁、易怒、记忆力减退、精力不集中和失眠等类似神经衰弱的症状。更有甚者,有人认为电磁污染还会使脑肿瘤发病率升高。最引人关注的是手机。据报道,目前我国入网手机已过百种,用户超过3 500万。2000 年初,媒体公布了中国消费者协会和中国计量测试学会委托中国计量科学院对我国市场上销售的31 种牌号手机近场电磁测试结果显示,绝大多数电磁波超标,一般超标几倍至几十倍,最高者竟达 200 倍,可见问题的严重性。手机在呼出时与网络最初取得联系的几秒钟内,电磁辐射最强。人们在使用手机时,与头部距离仅 2～5 厘米,而人脑又是人体对电磁辐射最敏感的器官。当前,手机的方便、快捷备受青睐,许多人爱不释手,频频使用,但你可曾想到,使用不当可能伤脑。1996 年,美国发生一起手机诉讼案。33 岁的苏珊·雷纳德因脑瘤而死亡,其丈夫向法院起诉,指出其妻子是由于频繁使用"大哥大"引发脑瘤致死,要求厂家赔偿。此事件引起美国和全世界手机使用者的不安,甚至还使移动电话股票狂跌。英国高希尔教授认为,移动电话发出的强大微波所产生的能量 60% 被大脑组织所吸收,因此,凡经常使用移动电话,每次通话时间超过 20 分钟的人,大脑细胞都可能受到损害。他甚至呼吁,移动电话上也应该和香烟一样,贴上"有害健康"警示语。

当前,也有人认为手机无害。例如,英国 12 位科学家受政府委托,经研究认为,成人只要合理使用手机,就不会损害健康。他们建议,限制儿童和少年使用手机。

2. 电磁污染损害人体其他功能

电磁污染除影响人体神经系统功能外还可能影响视觉器官,使人视力减退、视物模糊,严重的出现晶体水肿,老化程度提前,形成白内障。还可能影响人体呼吸和心血管功能,引起呼吸障碍和心率加快,对心血管疾病可能起推波助澜的作用,引起高血压和心电图异常。还会影响人体免疫功能,使白细胞减少,使人容易感冒和患其他感染性疾病。

3. 电磁污染使癌症发病率增高

国外一份调查证实,周边架设高压线的住户,妇女乳腺癌的发病率为其他地区的 7.4 倍。《澳洲医学杂志》刊登的一项研究显示,居住在电视发射塔旁的儿童白血病发病率比周围地区儿童高 2.5 倍。波兰科学家证实,高频微波辐射职业人群癌症发病率比正常人高出近 5 倍,并且电磁辐射强度越大,癌症发病率越高;经常接触低频微波辐射的人,癌症发病率是普通人的 2 倍,其中鼻咽癌发病率为 3.7 倍,脑瘤发病率为 6.4 倍。在对西班牙 128 名急性淋巴性白血病儿童进行研究发现,这些儿童的母亲在怀孕期间在电缝纫机前工作的时间比健康儿童母亲长 5.78 倍。专家们认为发病原因是,人体受到电磁辐射,其能量转化为热能后,使体内细胞变为癌细胞,积累到一定数量,就会导致癌症发生。

4. 电磁污染祸及妇女、儿童

研究表明,妇女和儿童是电磁辐射最敏感的人群。世界卫生组织认为,在对孕妇和胎儿构成危害的各种污染中,电磁污染的威胁最大。生殖系统在电磁辐射下是最脆弱的组织之一,电磁污染可能使妇女月经不调;作用于睾丸,破坏其生精能力,使男子精子数目减少,甚至导致不育。

联合国原子辐射效应委员会和国际放射委员会以及国际放射防护委员会特别提出,胚胎和胎儿的组织特别容易受辐射危害,即电磁污染最大受害者是胎儿。电磁辐射可引起哺乳动物生殖细胞染色体畸变和基因控制失调,从而引起畸胎。这种危害可以表现为胚胎死亡(流产或胎死宫内)、器官畸形(如先天性心脏病)、脑发育缺陷以及智力低下。

动物试验表明,如果将受精鸡蛋暴露在极低频电磁场,鸡胚胎可能发生畸形;让怀孕头 15 天的小白鼠胚胎暴露在锯齿脉冲电磁场,结果出生畸形率明显增加。

加拿大航空公司 13 名怀孕的电脑操作者,其中 7 人流产;美国军事机构从事电脑操作的 15 名孕妇,其中 7 人发生流产,3 人发生畸胎。1980 年加拿大多伦多《明星报》广告部 7 名电脑操作妊娠妇女,其中 4 名生育畸胎婴儿。渥太华医院 8 名从事电脑操作的孕妇有 7 人发生畸胎;多伦多总医院的 19 名从事电脑操作妊娠妇女有 10 人发生畸胎。

婴幼儿和儿童少年也一样,他们正处在生长发育时期,细胞稚嫩,组织系统功能不健全,更易受电磁污染危害。

电磁波与废气、废水不同,不是有百害而无一利,现代生活离不开家用电器,家用电器在使用过程中就一定会产生电磁波。对电磁污染也应像对空气、水和噪声污染一样,重视其危害,刻意防护。防护原则应当是:尽量减少家用电器使用频率;卧室内不要放置微波炉、电冰箱和无绳电话等电器;购买合格家用电器产品;使用家用电器要注意拉开一定距离;微波炉、电视机可用"微波屏障"等防护装置,手机可以使用带有 1 米长导线的耳机。尤其应当保护育龄妇女、孕妇和儿童,他们不能长时间玩电脑、看电视;这些人不要使用电褥子、手机和无绳电话。

趋利避害,防患于未然,在家庭电子化、电器化的时代,千万别忽略对电磁污染的防护。

健康杀人之四:空调也杀人

2003 年 3 月 12 日新疆乌鲁木齐市两男子,在车库调试汽车,一夜未归。次晨,家人发现 2 人昏迷于开着空调的小汽车内。经医院抢救,其中 1 人获救,另 1 人死亡。

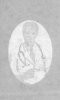

同年夏天,湖北省黄石市一对男女,死在车窗密闭的汽车内。2004年7月,福建省柳州市一出租汽车公司老板,在自己的帕萨特车内过夜。次晨人们发现他已经死亡。一位母亲去超市购物时,将熟睡的婴儿锁在车内。购物回来,发现婴儿已经死亡。以上死因均为"一氧化碳中毒",凶手为汽车内空调。

1984年在英国伦敦西部的一幢办公楼中,几十名工作人员先后出现头痛、眼痛、乏力、精神萎靡不振、胸闷气短和皮肤干燥等症状,有的甚至不能正常工作。另一幢办公楼中的职工患细菌感染性疾病者增多,有的还发生了大叶肺炎。经过追踪调查,找出病源均出自办公楼内的中央空调器。有人把这类由空调器引起的疾病称为"空调病"。

我们知道,空气负离子与人体健康具有密切关系。空气负离子是指带电荷的空气离子,它来源于宇宙射线或高压电场作用下的地表大气,在森林、绿地、海滨和江河湖畔浓度较高,而在人烟稠密的城市浓度较低。空气中的负离子能使人精神振奋,提高人体机能,有"空气维生素"的美称。而空调器中的电机及金属构件极易吸附空气负离子,使室内空气负离子不断减少。连续开放空调越久,室内空气负离子浓度越低。长时间在开着空调的房间生活或工作,而又不能保证室内定时通风换气,人们可能出现头昏、胸闷、乏力、注意力不集中、精神不振和工作效率减低等空调病表现。

1976年美国退伍军人协会(俗称"美国军团")在费城一家饭店召开年会。大会第三天,有好几位与会者去找医生,说是患了"感冒"。虽然服了药,可一天之后这些患者症状突然加重,高热达39~41℃,而且出现干咳、呼吸困难,并伴有腹痛、腹泻等症状,有少数人还发生了血尿。

10 天之内,与会者发病人数已达 149 人。住在同一饭店的其他客人和工作人员也有 37 人患病。更有甚者,在此期间途经该饭店的过路人也被殃及,出现 39 名患者。在多达 225 名患者中,34 名不幸死亡。由于该病首次暴发流行于"美国军团"中,因此被命名为"军团病"。半年之后,美国疾病控制中心麦克达德医生从该饭店空调系统冷却水中,培养出一种新的细菌,命名为"军团菌"。原来,"军团菌"生活在土壤和天然水中,随尘埃和空调用水进入空调系统中,而空调冷却水的温度为 35 ~ 36℃,酸碱度为 6.9,恰恰适合该种细菌生长需要,因此它们大量繁殖起来,并通过空调机而散布于该饭店空间。原来杀人者,空调也。

在通常情况下,人的上呼吸道中本来就存在细菌,呼吸、说话、咳嗽和打喷嚏时均会将细菌散布到周围空气中去。据统计,一声咳嗽可能喷出 900 个细菌;一个喷嚏喷出的细菌可多达 850 万个。密闭的房间,由于人们的生活和活动,其间空气细菌含量必然会不断上升。据调查,开窗通风的房间每立方米含细菌约 5 800 个,而密闭不通风的房间,每立方米细菌含量可高达 19 000 个。使用空调器的房间和空间均需密闭,这里的空气不与外界流通,所送"冷风"也仅仅是室内空气的流动,其间空气中的细菌含量一般均较高。同时,空调器还不断吸附细菌、病毒和尘埃微粒,因此空调器本身常常沾满细菌,而成为细菌的集中地和播散源。因此不难理解,长期生活在开着空调的房间的人容易患感冒、皮炎和其他感染性疾病。

公共场所使用的中央空调,造成的室内空气污染问题更严重。2004 年 2 ~ 4 月,国家卫生部开展全国公共场所中央空调通风系统卫生状况监督检查,共抽查 60 多个城市的 937 家宾馆、饭店、大型商场和超市。发布的公告结果为：合格率仅有 6.2%，其中严重污染占 47.1%；中度污染占 46.7%。100% 检出蜡样芽孢杆菌，其次是霉菌和金黄色葡萄球菌，5% 查出军团菌。

安装空调的汽车，由于发动机产生一氧化碳，而使用空调器时又需关闭车窗，加之汽车内空间一般均较小，因此车内一氧化碳浓度必然不断上升，有的甚至达到极高浓度。据测试，前述那辆出事的小轿车内的一氧化碳浓度，比最高允许浓度高出数十倍，致使那名男士因一氧化碳中毒而身亡。

使用空调器的房间，室内温度与室外相差悬殊，人体在夏季耐寒能力极差，因此，长期在空调开放的房间生活或工作，极易发生感冒。另外，生活在使用空调低温环境下的人，耐热能力也降低，一旦到室外较长时间，还容易发生中暑。

空调器能使人感到舒适，但同时对人体健康也有一定不良影响，尤其是降低人体耐热、体温调节能力和免疫功能。望君莫图一时畅快而长时间连续使用空调。使用空调的房间或空间，应做到定时通风换气，这样才会对健康有利。

儿童和老人体温调节及免疫功能不及普通成人，发生空调病机会更多。因此，合理使用空调也是善待老幼之举。

e 时代疾病之一：电视迷综合征

近年来，我国居民家庭电视机的普及量迅速上升，观看电视节目几乎成为居民业余文化生活不可缺少的一部分。

看电视可以通过声音、字幕和形象了解节目内容，这是小说、报纸、画报和广播所不具备的优势。电视可以使人们了解国内外大事、学习科学技术知识、可以观看各类文艺节目，得到艺术上的享受。电视可以使人们的生活更加充实，更加丰富多彩。

然而，电视对人类是否有百益而无一害呢？事实并非如此。

有人将因长时间看电视损害人体健康所出现的一组症候称为"电视迷综合征"。这组症状表现为：经常出现头晕眼花、心慌、无力、食欲不振、恶心、呕吐、失眠、多梦和眼干不适等。引起这组症状的原因是多方面的。例如，长时间看电视容易引起神经系统和眼睛的疲劳，进而引起头晕、心慌、无力等全身症状；电视迷由于看完电视后大脑难于从兴奋状态解脱，而不能很快进入抑制状态，从而导致失眠、多梦、梦呓（说梦话）乃至梦游；更主要的是，久看电视可以过分地消耗人体中维生素 A 和眼底视紫质，使其出现干眼症，进而影响视力。

由于儿童神经系统、消化系统和视觉功能发育均未臻完善，迷恋电视对身心健康影响更大。如儿童眼睛晶状体尚未发育成熟，眼球前后径较短，睫状肌也较薄弱，长时间看电视使睫状肌持续处于紧张状态，久之可导致眼压升高，眼轴变长，视力减退，有人称之为"电视眼"。儿童过分迷恋电视容易打乱饮食节律，使本来就薄弱的消化功能受到不良影响，而发生消化液分泌减少、消化功能紊乱，可能导致厌食、营养缺乏和营养性贫血。儿童沉湎于电视节目还会直接减少室外活动和运动的机会，不同程度地影响儿童的体格发育、性情陶冶以及社交能力的培养，这些对儿童的心身发育都是不利的。

看电视时间过长，身体内新陈代谢减慢，体重增加，容易发生肥胖。美国科学家对 8~12 岁女童进行研究,她们静观电视一段时间之后,体内能量消耗最多下降 16%。有人对 1 000 名肥胖者进行 3 个月的观察,发现每日看 4 个小时电视的组比看 2 个小时组,体重平均增加了 1.3 千克,而后者体重基本保持不变。

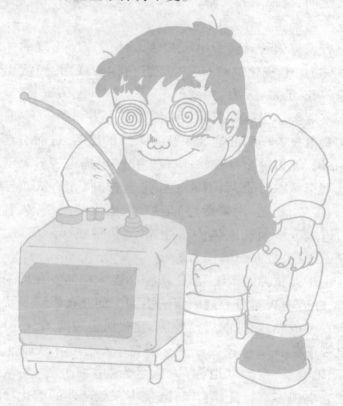

观看电视节目后,儿童刻意模仿引起意外伤害事故的事件屡有发生。河南省息县 4 名小学生,看了《新白娘子传奇》后,对剧中人许仙到"阴曹地府"来去自由十分羡慕,也想到阴间"潇洒走一回"。于是,集体吃了老鼠药,结果全部中毒,其中 2 人抢救无效死亡。安徽省巢湖市一名 8 岁女孩,看了包青天后,把同龄女孩召集到一起,学包公审案。把家中铡刀拖出来摆在堂屋中间,让一名 7 岁孩子当坏蛋,另 2 名孩子站在两边当王朝、马汉。硬把"坏蛋"的脑袋塞进铡刀底下。镇江市某机关家属宿舍,一名 5 岁女孩看了《小龙人》之后,为模仿剧中小主人公,竟从家中 6 楼窗口"飞"出,坠楼身亡。无独有偶,西班牙研究人员 1995 年对 221 名儿童家长进行问卷调查,结果发现,儿童看电视时间越长意外伤害事故越多,而且观看时间每增长 1 小时,受伤几率就增加 34%。这是因为,现代电视的高科技拍摄手段,使儿童以为许多画面是千真万确的事实,从而在玩耍时,有意去模仿节目中惊险动作,造成伤害。

电视对丰富人们生活产生的影响不可低估,然而过分迷恋电视对人体身心健康造成的危害也不可忽视。因此,人们尤其是儿童切不可过分迷恋电视,以预防"电视迷综合征"的发生。

现在游戏机已经进入千家万户,同时社会上也出现了不少游戏厅。玩游戏机本来是一种娱乐,但不加控制,不仅可能对儿童少年的品德造成不良影响,还可能损害身体健康。英国一名 14 岁男孩由于玩游戏机而使癫痫病发作;美国一名 13 岁男孩玩电子游戏机过度兴奋而昏迷不醒;日本早在 1998 年就有 120 例有关玩游戏机引起癫痫发作的报道。看来,对于儿童玩电子游戏机,家长、老师应当予以正确指导,并加以必要控制,无论是在游戏内容还是在玩耍时间上。

e 时代疾病之二:电脑病

人类社会已经进入信息时代。电脑对于人们获取信息、工作、学习以及娱乐,已成为必不可少的工具。电脑不但被运用于企业、商业、机关、学校,并且已经进入家庭。许多人成为电脑爱好者,他们利用电脑进行学习,上互联网获取信息,还利用电脑进行游戏。可以说,电脑是现代文明的一种象征。但是,玩电脑不得法会损害身体健康,甚至发生"电脑病"。

"电脑病"也称"电脑综合征"是由于操作电脑不当引起的多方面症状。

1. "电脑眼病"

电脑屏幕的显示是由阴极射线管发出的热电子一点一点、一行一行扫描而成,由于人类的视觉暂留现象才形成一幅幅图像画面。实际上,人们所看到的静止图像是抖动和闪烁的。如果长时间高度集中地注视荧光屏,就可能引起视觉疲劳,长此以往,便可能引起"电脑眼病"。

"电脑眼病"表现为:眼发胀、灼热、疼痛、发痒、流泪、怕光和视物模糊等。有的还会出现色觉异常,以至在视线离开荧光屏时,竟把白墙看成粉色;有的还伴有头胀、头痛;也可引起近视,或使本来就近视的眼睛度数加深。

2. 神经衰弱综合征

电脑在生产过程中使用一种氟氯化物材料。电脑在运行过程中,电子元件温度升高,将氟氯化物升华到空气中,形成带异味的有害气体。另外,电脑运行也会使室内空气负离子浓度下降,加上各种噪音,影响人的大脑和神经系统。表现为思维能力减弱、反应能力降低,错误率升高、注意力不集中、记忆力下降、工作效率降低。下机之后还可能出现面色潮红或惨白、头晕、头痛、恶心、呕吐和失眠等症状。

3. 使用过度综合征

如果迷恋电脑,每天上机时间过长,由于长久固定姿势,某些部位过度使用以及疲劳而造成组织损伤,出现一系列疾病,如腕管综合征、腱鞘炎、网球肘等。会感到手和手臂疼痛、僵直、无力或有烧灼感;颈及背部绷紧感、酸胀或疼痛;各关节活动费力,协调能力下降。

4. 影响胎儿发育

1985 年 4 月,日本电脑劳动与保健调查委员会对 250 名怀孕的电脑操作人员进行调查,结果其中 18 名患有妊娠中毒症、35 名流产、97 人出现死胎。专家认为除电磁波的危害外,操作者过度精神紧张、腹部压迫以及大脑过度疲劳也是原因之一。

儿童和少年的眼、神经系统、肌肉、骨骼和关节等均未发育成熟,长时间不顾疲劳操作电脑,更容易损害正在发育的身体。

可见,电脑虽好,操作还需有节制。

近年来,许多青少年上网成瘾,恋网现象十分普遍。电视迷出现的健康的危害,在恋网者同样会出现;"电脑病"恋网者也会出现,同时,均有过之而无不及。迷恋上网还引发了许许多多社会问题,成为当今社会生活中的一种顽疾,久治难愈。

看来,现代文明离不开的电脑,并非有百利而无一害,仍然需要科学对待,合理使用。

都市家庭流行病:宠物疾病

　　人们吃饱穿暖之后,便要休闲娱乐。近年来,随着生活水平的提高和工作时间的缩短,家庭宠物热遍及大江南北。猫、狗、鸽、鸟,甚至乌龟、蛇以及寄居蟹,都成为了不上户口本的家庭成员。

　　豢养宠物可以陶冶性格,培养人与动物间的感情,给人以美的享受和情感寄托,充分发挥人类热爱动物的天性。但是,豢养宠物并非无限美好,宠物给主人爱的回报同时,也可能带来疾病。

1. 狂犬病

　　狂犬病可怕之处,一是潜伏期长,有的被狗咬伤可以好几年之后才发病;二是病死率几乎百分之百。因此,豢养宠物必须采取措施预防狂犬病。狂犬病不仅由疯狗传播,普通的狗也会传播,甚至家猫也能传播。预防措施一是为狗进行预防注射;二是被狗咬伤后必须到防疫站注射狂犬疫苗;三是为保险起见,最好也给家猫注射狂犬疫苗。

　　应当指出的是,狂犬病发病和死亡数近年逐年增高。20 世纪 70 年代我国每年发生狂犬病 4 000～7 000 例,90 年代大幅度下降,1996 年只发生 159 例,1998 年开始重新抬头。新世纪每年不断增加。狂犬病引起的死亡已经占到各种法定传染病死亡的第一位。如,2001 年全国因狂犬病死亡 862 人,2002 年为 996 人,2003 年增加为 1 827 人。同时,它也是各种传染病中病死率最高的,治愈率极低,应当以预防为主。预防狂犬病已成为当务之急。

2. 猫抓病

由猫抓杆菌引起。典型症状是被猫抓伤 1 ~ 3 星期内局部皮肤出现小红疹,少数出现绿豆粒大小的小脓疱,附近淋巴结肿大。有的出现高热、怕冷,病程可长达数周,甚至数月。据调查,被猫抓伤后,70% 的人可能发生轻重程度不等的猫抓病。据报道,2000 年 6 月宁波市鄞县一名 15 岁少女,因猫抓病引起的淋巴结肿大,几乎被误诊成乳腺癌而开刀。

3. 鹦鹉热

亦称 Q 热,主要由鹦鹉、家鸽和家庭饲养的其他鸟类传播给人。100 多年前,英国伦敦上层社会女士中流行一种病因不明的"怪病"。病人发冷、发烧、咳嗽、流鼻血,进而出现肺炎表现。此后,这种怪病又在法国巴黎上层社会流行。50 年后,科学家们终于发现,这种"怪病"是由于当时上层社会玩鹦鹉成风引发,被命名为"鹦鹉热",亦称"鹦鹉热肺炎"。

近年来我国养鸟成风,不少家庭人鸟同室,发生"鹦鹉热"机会极多。但是,由于我国医生对本病认识不足,极少有这种病例报道。万幸的是,本病与细菌引起的肺炎治疗用药相近,因此,误诊并未影响治疗。

4. 弓形虫病

一位白领女士,25 岁时怀孕原因不明流产。2 年以后再次怀孕,因为怕流产,她提早到医院检查。但令人遗憾的是,医生告诉她:抗弓形虫抗体阳性,她受到了弓形虫感染,为了确保不生育畸形婴儿,建议她做人工流产。罪魁祸首是她家中养的波斯猫,是猫使她感染上了弓形虫。

弓形虫病是一种人畜共患性疾病，主要传染源是家猫。弓形虫病的最大受害者是胎儿，可以使孕妇发生流产或早产；还可能使胎儿成为小头畸形、无脑畸形、先天性脑积水和先天性心脏病等先天畸形。

育龄妇女和孕妇，为了下一代的健康和家庭幸福，应该远离家猫。不仅不养猫，也不要接触猫，无论这只猫多么清洁可爱。

劣质化妆品：美容不足损容有余

近年来，化妆品不仅进入了城市家庭，同时也开始步入庄户人家。化妆品和装饰品给人以美的享受，使社会更加绚丽多彩，使人们的生活面貌为之一新。但是，化妆品和装饰品也会给人们带来某些意想不到的烦恼。

A 女士面部忽然红肿、瘙痒，并很快出现小水泡、流水，后来全身许多部位均开始瘙痒、流水、经久不愈。医生诊断为"化妆品皮炎"，可能与使用某种高级美容霜有关。B 演员使用高级进口化妆品后，出现类似 A 女士的症状，同时发现面部还轻微脱皮，后来竟出现了深浅不一的小黑斑，给这位演员增添了许多烦恼，不愿再见人。

化妆品引起的过敏十分常见。成都市一位 27 岁男士，与妻子两地分居。只要妻子一回家与他团聚，他必然要生病。后到医院寻找疾病原因。经多方检查确定，他对妻子使用的香水过敏。原来是香水惹的祸！

化妆品和装饰品引起的皮肤病并不少见。A 女士患的应属于面霜皮炎，另外还有祛斑霜皮炎、指甲油皮炎、唇膏皮炎、眼影皮炎、项链皮炎和表带皮炎等。主要原因为化妆品或装饰品中某些成分对皮肤的直接接触，或者人体对其中某种物质过敏所致。B演员患的是由化妆品引起的皮肤黑变病。另外,有些含油脂的化妆品,如防晒霜、面油、头油和发蜡等,还容易堵塞皮肤毛孔和汗腺,久而久之使毛孔扩张,再经油脂氧化作用,形成黑头粉刺。同时毛囊和皮脂腺极易受细菌感染,引起炎症性痤疮,甚至形成毛囊炎,愈后留下疤痕。

爱美之心人皆有之,适当使用一些化妆品无可非议。但使用不当或产品质量低劣可能损害人体健康,因此应当科学地使用化妆品。

当前,国内化妆品广告五花八门,令人眼花缭乱。宣传多的、说得天花乱坠的不一定准是佳品。化妆品质量的优劣,与价格不一定有关,不见得越贵越好,进口品也不一定优于国产品。

20世纪40年代,新西兰曾因使用爽身粉而引起新生儿破伤风;60年代美国曾发生搽用被细菌污染的雪花膏,引起6人患败血症,其中1人死亡的事件。1996年香港消费者委员会调查市场上43种口红,其中10种竟含有致癌物质。我国贵州省曾发生220人因使用含高浓度苯酚的"速效美容祛斑露"而引起面部烧伤,甚至毁容的事件。北京、天津等大中城市抽查市场上化妆品,不合格的产品竟高达30%,其中14.4%细菌总数超标,9.9%汞含量超标,6.8%铅含量超标。2000年第二季度,中国消费者协会抽查市场上销售的16种"祛斑化妆品",结果汞含量全部超标。据研究,妇女连续使用汞超标的祛斑霜半年以后,头发中汞含量比正常人高6~22倍,可能引发慢性汞中毒。

化妆本来为美容,千万不能因为使用不合格化妆品而毁容。使用化妆品应防止猎奇,不要频繁更换。应当使用适合自已皮肤特点的化妆品。对以前没用过的化妆品,最好先在前臂或大腿内侧皮肤涂一些,盖上玻璃纸,观察2～3天,无反应再启用。最根本的还是生产厂家保证产品质量,广告宣传实事求是。主管部门对化妆品的管理也十分必要,卫生部公布的《化妆品卫生监督条例》有益于化妆品消费者的健康。

近年来染发流行,不仅有白头发染黑者,很多年轻人还常将头发染成黄、红、蓝、绿等颜色。染发剂中不仅容易铅、汞等重金属超标,对人体造成慢性损害,不少人还可能对染发剂过敏。同时,染发剂还可能致癌。北京一位44岁的女士,10年中不断染发,后发生了淋巴性白血病,并于患病一个月后死亡。医生认为,她患癌与长期使用染发剂染发有关。

当下,时兴人造美女。做美容手术的人越来越多,许多大学生,甚至不少中学生也参与其中。应当明白,手术美容是一种医学行为,只有专业美容医生才有资格进行美容手术。但当前不少普通美容院也开展美容手术,还真有不少人去捧场。

1999年1月2日,四川省都江堰一位爱美女士到一家非医学美容院做隆胸手术,结果没下手术台便昏迷不醒,后虽经医院多方抢救,也没挽回生命。

手术美容效果除手术者技术因素外,还与使用的手术器具及用药有关。1998年7月,美国17万名接受过隆胸手术的妇女,起诉杜克宁公司,要求赔偿32亿美元。原来她们使用该公司生产的硅胶树脂隆胸,发炎致使局部结疤并影响了身体免疫功能。

儿童正处生长发育时期,新陈代谢旺盛,皮肤蒸发及出汗排出的水分比成人相对为多,同时皮肤对外界有害物质及微生物防卫能力远不及成人,因此更易受化妆品伤害。1999年12月中央电视台报道,广西南宁市一位农村妇女为女儿使用了"宝宝霜"搽脸后,女儿原本白嫩的小脸竟被严重烧伤,成了小花脸。天津一位 6 个月小女孩,其母为其喷洒花露水,1 小时后身上起红斑,并很快发生呼吸困难,双眼上翻,急送医院治疗。经医院抢救幸而脱险。

为了儿童健康,不要为他们使用化妆品。

附 录

附表 1　我国男子标准体重表（千克）

身长 （厘米）	15～19 （岁）	20～24 （岁）	25～29 （岁）	30～34 （岁）	35～39 （岁）	40～44 （岁）	45～49 （岁）	50～60 （岁）
153	46.5	48.0	49.1	50.3	51.1	52.0	52.4	52.4
154	46.8	48.5	49.6	50.7	51.5	52.6	52.9	52.9
155	47.3	49.0	50.1	51.2	52.0	53.2	53.4	53.4
156	47.7	49.5	50.7	51.7	52.5	53.6	53.9	53.9
157	48.2	50.0	51.3	52.1	52.8	54.1	54.5	54.5
158	48.8	50.5	51.8	52.6	53.3	54.7	55.0	55.0
159	49.4	51.0	52.3	53.1	53.9	55.4	55.7	55.7
160	50.0	51.5	52.8	53.6	54.5	55.9	56.3	56.3
161	50.5	52.1	53.3	54.3	55.2	56.6	57.0	57.0
162	51.0	52.7	53.9	54.9	55.9	57.3	57.7	57.7
163	51.7	53.3	54.5	55.5	56.6	58.0	58.5	58.5
164	52.3	53.9	55.0	56.3	57.4	58.7	59.2	59.2
165	53.0	54.5	55.6	56.9	58.1	59.4	60.0	60.0

身长 （厘米）	15～19 （岁）	20～24 （岁）	25～29 （岁）	30～34 （岁）	35～39 （岁）	40～44 （岁）	45～49 （岁）	50～60 （岁）
166	53.6	55.2	56.3	57.6	58.8	60.2	60.7	60.7
167	54.1	55.9	56.9	58.4	59.5	60.9	61.5	61.5
168	54.6	56.6	57.6	59.1	60.3	61.7	62.3	62.3
169	55.4	57.3	58.4	59.8	61.0	62.6	63.1	63.1
170	56.2	58.1	59.1	60.5	61.8	63.4	63.8	63.8
171	56.8	58.8	59.9	61.3	62.5	64.1	64.6	64.6
172	57.6	59.5	60.6	62.0	63.3	65.0	65.4	65.4
173	58.2	60.2	61.3	62.8	64.1	65.9	66.3	66.3
174	58.9	60.9	62.1	63.6	65.0	66.8	67.3	67.4
175	59.5	61.7	62.9	64.5	65.9	67.7	68.4	68.4
176	60.5	62.5	63.7	65.4	66.8	68.6	69.4	69.5
177	61.4	63.3	64.6	66.5	67.7	69.5	70.4	70.5
178	62.2	64.1	65.5	67.5	68.6	70.4	71.4	71.5
179	63.1	64.9	66.4	68.4	69.7	71.3	72.3	72.6
180	64.0	65.7	67.5	69.5	70.9	72.3	73.5	73.8
181	65.0	66.6	68.4	70.4	71.8	73.2	74.4	74.7
182	65.7	67.5	69.4	71.7	73.0	74.5	75.9	76.2
183	66.5	68.3	70.4	72.7	74.0	75.2	77.1	77.4

附

录

名家谈健康

身长(厘米)	15～19(岁)	20～24(岁)	25～29(岁)	30～34(岁)	35～39(岁)	40～44(岁)	45～49(岁)	50～60(岁)
153	44.0	45.5	46.6	47.8	48.6	49.5	49.9	49.9
154	44.3	46.0	47.1	48.2	49.0	50.1	50.4	50.4
155	44.8	46.5	47.6	48.7	49.5	50.7	50.9	50.9
156	45.2	47.0	48.2	49.2	50.0	51.1	51.4	51.4
157	45.7	47.5	48.8	49.6	50.3	51.6	52.0	52.0
158	46.3	48.0	49.3	50.1	50.8	52.3	52.5	52.5
159	46.9	48.5	49.8	50.6	51.4	52.9	53.2	53.2
160	47.5	49.0	50.3	51.1	52.0	53.4	53.8	53.8
161	48.0	49.6	50.8	51.8	52.7	54.1	54.5	54.5
162	48.5	50.2	51.4	52.4	53.4	54.8	55.2	55.2
163	49.2	50.8	52.0	53.0	54.1	55.5	56.0	56.0
164	49.8	51.4	52.5	53.8	54.9	56.2	56.7	56.7
165	50.5	52.0	53.1	54.4	55.6	56.9	57.5	57.5
166	51.1	52.7	53.8	55.1	56.3	57.7	58.2	58.2
167	51.6	53.4	54.4	55.9	57.0	58.4	59.0	59.0
168	52.1	54.1	55.5	56.6	57.8	59.2	59.8	59.8
169	52.9	54.8	55.9	57.3	58.5	60.1	60.6	60.6
170	53.7	55.6	56.6	58.0	59.3	60.9	61.3	61.3
171	54.3	56.3	57.4	58.8	60.0	61.6	62.1	62.1

身长（厘米）	15～19（岁）	20～24（岁）	25～29（岁）	30～34（岁）	35～39（岁）	40～44（岁）	45～49（岁）	50～60（岁）
172	55.1	57.0	58.1	59.5	60.8	62.5	62.9	62.9
173	55.7	57.7	58.8	60.3	61.1	63.4	63.8	63.8
174	56.4	58.4	59.6	61.1	62.5	64.3	64.8	64.8
175	57.0	59.2	60.4	62.0	63.4	65.2	65.9	65.9
176	58.0	60.0	61.2	62.9	64.3	66.1	66.9	67.0
177	58.9	60.8	62.1	64.0	65.2	67.0	67.9	68.0
178	59.7	61.6	63.0	65.0	66.1	67.9	68.9	69.0
179	60.6	62.4	63.9	65.9	67.2	68.8	70.9	70.1
180	61.5	63.2	65.0	67.0	68.4	69.8	71.0	71.3
181	62.5	64.1	65.9	67.9	69.3	70.7	71.9	72.5
182	63.2	65.0	66.9	69.2	70.5	72.0	73.4	73.7
183	64.0	65.8	67.9	70.2	71.5	72.7	74.6	74.9

附表3　7岁以下男童卧位标准体重表

身长（厘米）	体重（千克）	身长（厘米）	体重（千克）	身长（厘米）	体重（千克）
49.9	3.1	70.0	8.5	91.0	13.2
49.5	3.2	70.5	8.7	91.5	13.3
50.0	3.3	71.0	8.8	92.0	13.4
50.5	3.4	71.5	8.9	92.5	13.5

附

录

续附表3

身长（厘米）	体重（千克）	身长（厘米）	体重（千克）	身长（厘米）	体重（千克）
51.0	3.5	72.0	9.1	93.0	13.7
51.5	3.6	72.5	9.2	93.5	13.8
52.0	3.7	73.0	9.3	94.0	13.9
52.5	3.8	73.5	9.5	94.5	14.0
53.0	3.9	74.0	9.6	95.0	14.1
53.5	4.0	74.5	9.7	95.5	14.3
54.0	4.1	75.0	9.8	96.0	14.4
54.5	4.2	75.5	9.9	96.5	14.5
55.0	4.3	76.0	10.0	97.0	14.7
55.5	4.5	76.5	10.2	97.5	14.8
56.0	4.6	77.0	10.3	98.0	14.9
56.5	4.7	77.5	10.4	98.5	15.1
57.0	4.8	78.0	10.5	99.0	15.2
57.5	5.0	78.5	10.6	99.5	15.4
58.0	5.1	79.0	10.7	100.0	15.5
58.5	5.2	79.5	10.8	100.5	15.7
59.0	5.4	80.0	10.9	101.0	15.8
59.5	5.5	80.5	11.0	101.5	16.0

身长 （厘米）	体重 （千克）	身长 （厘米）	体重 （千克）	身长 （厘米）	体重 （千克）
60. 0	5. 7	81. 0	11. 1	102. 0	16. 1
60. 5	5. 8	81. 5	11. 2	102. 5	16. 3
61. 0	5. 9	82. 0	11. 3	103. 0	16. 5
61. 5	6. 1	82. 5	11. 4		
62. 0	6. 2	83. 0	11. 5		
62. 5	6. 4	83. 5	11. 6		
63. 0	6. 5	84. 0	11. 7		
63. 5	6. 7	84. 5	11. 8		
64. 0	6. 8	85. 0	11. 9		
64. 5	7. 0	85. 5	12. 0		
65. 0	7. 1	86. 0	12. 1		
65. 5	7. 3	86. 5	12. 2		
66. 0	7. 4	87. 0	12. 3		
66. 5	7. 6	87. 5	12. 4		
67. 0	7. 7	88. 0	12. 5		
67. 5	7. 8	88. 5	12. 7		
68. 0	8. 0	89. 0	12. 8		
68. 5	8. 1	89. 5	12. 9		
69. 0	8. 3	90. 0	13. 0		
69. 5	8. 4	90. 5	13. 1		

注：3 岁以下采用卧位测身长（身高）；3 岁以上采用立位测量。

附

录

名家谈健康

附表4 7岁以下男童立位标准体重表(千克)

身长 (厘米)	体重 (千克)	身长 (厘米)	体重 (千克)	身长 (厘米)	体重 (千克)
82.0	11.5	103.0	16.6	124.0	23.9
82.5	11.6	103.5	16.7	124.5	24.1
83.0	11.7	104.0	16.9	125.0	24.3
83.5	11.8	104.5	17.0	125.5	24.5
84.0	11.9	105.0	17.1	126.0	24.8
84.5	12.0	105.5	17.3	126.5	25.0
85.0	12.1	106.0	17.4	127.0	25.2
85.5	12.2	106.5	17.6	127.5	25.5
86.0	12.3	107.0	17.7	128.0	25.7
86.5	12.5	107.5	17.9	128.5	26.0
87.0	12.6	108.0	18.0	129.0	26.2
87.5	12.7	108.5	18.2	129.5	26.5
88.0	12.8	109.0	18.3	130.0	26.8
88.5	12.9	109.5	18.5	130.5	27.0
89.0	13.0	110.0	18.7	131.0	27.3
89.5	13.1	110.5	18.8	131.5	27.6
90.0	13.3	111.0	19.0	132.0	27.8
90.5	13.4	111.5	19.1	132.5	28.1
91.0	13.5	112.0	19.3	133.0	28.4

附

录

身长（厘米）	体重（千克）	身长（厘米）	体重（千克）	身长（厘米）	体重（千克）
91.5	13.6	112.5	19.5	133.5	28.7
92.0	13.7	113.0	19.6	134.0	29.0
92.5	13.9	113.5	19.8	134.5	29.3
93.0	14.0	114.0	20.0	135.0	29.6
93.5	14.1	114.5	20.2	135.5	29.9
94.0	14.2	115.0	20.3	136.0	30.2
94.5	14.3	115.5	20.5	136.5	30.6
95.0	14.5	116.0	20.7	137.0	30.9
95.5	14.6	116.5	20.9	137.5	31.2
96.0	14.7	117.0	21.1	138.0	31.6
96.5	14.8	117.5	21.2	138.5	31.9
97.0	15.0	118.0	21.4	139.0	32.3
97.5	15.1	118.5	21.6	139.5	32.6
98.0	15.2	119.0	21.8	140.0	33.0
98.5	15.4	119.5	22.0	140.5	33.3
99.0	15.5	120.0	22.2	141.0	33.7
99.5	15.6	120.5	22.4	141.5	34.1
100.0	15.7	121.0	22.6	142.0	34.5
100.5	15.9	121.5	22.8	142.5	34.8

续附表4

身长（厘米）	体重（千克）	身长（厘米）	体重（千克）	身长（厘米）	体重（千克）
101.0	16.0	122.0	23.0	143.0	35.2
101.5	16.2	122.5	23.2	143.5	35.6
102.0	16.3	123.0	23.4	144.0	36.1
102.5	16.4	123.5	23.6	144.5	36.5
				145.0	36.9

附表5　7岁以下女童卧位标准体重表（千克）

身长（厘米）	体重（千克）	身长（厘米）	体重（千克）	身长（厘米）	体重（千克）
49.0	3.3	70.0	8.4	91.0	12.8
49.5	3.4	70.5	8.5	91.5	12.9
50.0	3.4	71.0	8.6	92.0	13.0
50.5	3.5	71.5	8.8	92.5	13.1
51.0	3.5	72.0	8.9	93.0	13.3
51.5	3.6	72.5	9.0	93.5	13.4
52.0	3.7	73.0	9.1	94.0	13.5
52.5	3.8	73.5	9.3	94.5	13.6
53.0	3.9	74.0	9.4	95.0	13.8
53.5	4.0	74.5	9.5	95.5	13.9
54.0	4.1	75.0	9.6	96.0	14.0

附

录

身长 （厘米）	体重 （千克）	身长 （厘米）	体重 （千克）	身长 （厘米）	体重 （千克）
54.5	4.2	75.5	9.7	96.5	14.2
55.0	4.3	76.0	9.8	97.0	14.3
55.5	4.4	76.5	9.9	97.5	14.4
56.0	4.5	77.0	10.0	98.0	14.6
56.5	4.6	77.5	10.1	98.5	14.7
57.0	4.8	78.0	10.2	99.0	14.9
57.5	4.9	78.5	10.3	99.5	15.0
58.0	5.0	79.0	10.4	100.0	15.2
58.5	5.1	79.5	10.5	100.5	15.3
59.0	5.3	80.0	10.6	101.0	15.5
59.5	5.4	80.5	10.7		
60.0	5.5	81.0	10.8		
60.5	5.7	81.5	10.9		
61.0	5.8	82.0	11.0		
61.5	6.0	82.5	11.1		
62.0	6.1	83.0	11.2		
62.5	6.2	83.5	11.3		
63.0	6.4	84.0	11.4		
63.5	6.5	84.5	11.5		

续附表 5

身长（厘米）	体重（千克）	身长（厘米）	体重（千克）	身长（厘米）	体重（千克）
64.0	6.7	85.0	11.6		
64.5	6.8	85.5	11.7		
65.0	7.0	86.0	11.8		
65.5	7.1	86.5	11.8		
66.0	7.3	87.0	11.9		
66.5	7.4	87.5	12.0		
67.0	7.5	88.0	12.2		
67.5	7.7	88.5	12.3		
68.0	7.8	89.0	12.4		
68.5	8.0	89.5	12.5		
69.0	8.1	90.0	12.6		
69.5	8.2	90.5	12.7		

附表 6　7 岁以下女童立位标准体重表

身长（厘米）	体重（千克）	身长（厘米）	体重（千克）	身长（厘米）	体重（千克）
82.0	11.2	103.0	16.2	124.0	23.6
82.5	11.3	103.5	16.3	124.5	23.9
83.0	11.4	104.0	16.5	125.0	24.1
83.5	11.5	104.5	16.6	125.5	24.3

身长 （厘米）	体重 （千克）	身长 （厘米）	体重 （千克）	身长 （厘米）	体重 （千克）
84.0	11.6	105.0	16.7	126.0	24.6
84.5	11.7	105.5	16.9	126.5	24.9
85.0	11.8	106.0	17.0	127.0	25.1
85.5	11.9	106.5	17.2	127.5	25.4
86.0	12.0	107.0	17.3	128.0	25.7
86.5	12.2	107.5	17.5	128.5	25.9
87.0	12.3	108.0	17.6	129.0	26.2
87.5	12.4	108.5	17.8	129.5	26.5
88.0	12.5	109.0	17.9	130.0	26.8
88.5	12.6	109.5	18.1	130.5	27.1
89.0	12.7	110.0	18.2	131.0	27.4
89.5	12.8	110.5	18.4	131.5	27.7
90.0	12.9	111.0	19.6	132.0	28.0
90.5	13.0	111.5	19.7	132.5	28.4
91.0	13.2	112.0	18.9	133.0	28.7
91.5	13.3	112.5	19.0	133.5	29.0
92.0	13.4	113.0	19.2	134.0	29.4
92.5	13.5	113.5	19.4	134.5	29.7
93.0	13.6	114.0	19.5	135.0	30.1

身长 （厘米）	体重 （千克）	身长 （厘米）	体重 （千克）	身长 （厘米）	体重 （千克）
93.5	13.7	114.5	19.7	135.5	30.4
94.0	13.9	115.0	19.9	136.0	30.8
94.5	14.0	115.5	20.1	136.5	31.1
95.0	14.1	116.0	20.3	137.0	31.5
95.5	14.2	116.5	20.4		
96.0	14.3	117.0	20.6		
96.5	14.5	117.5	20.8		
97.0	14.6	118.0	21.0		
97.5	14.7	118.5	21.2		
98.0	14.9	119.0	21.4		
98.5	15.0	119.5	21.6		
99.0	15.1	120.0	21.8		
99.5	15.2	120.5	22.0		
100.0	15.4	121.0	22.2		
100.5	15.5	121.5	22.5		
101.0	15.6	122.0	22.7		
101.5	15.8	122.5	22.9		
102.0	15.9	123.0	23.1		
102.5	16.0	123.5	23.4		

附表7　7～18岁儿童、青少年标准体重表

身高 （厘米）	男性 体重 （千克）	女性 体重 （千克）	身高 （厘米）	男性 体重 （千克）	女性 体重 （千克）
110	17.90	17.18	146	34.02	35.25
111	17.78	17.22	147	35.28	37.96
112	17.70	17.72	148	35.85	39.74
113	18.06	18.06	149	35.54	39.83
114	18.85	18.79	150	36.80	41.60
115	19.00	18.81	151	38.49	43.56
116	19.61	19.44	152	38.50	44.61
117	19.75	18.85	153	39.14	44.45
118	20.56	19.71	154	40.52	46.37
119	20.23	20.08	155	41.45	46.06
120	20.83	21.23	156	42.55	47.82
121	21.52	21.08	157	44.41	47.73
122	21.80	20.96	158	46.02	48.86
123	22.05	21.87	159	45.22	49.92
124	22.27	22.00	160	47.27	50.19
125	22.96	22.45	161	47.86	50.79
126	23.61	22.93	162	48.02	52.29
127	23.99	23.58	163	49.60	51.28
128	24.56	24.19	164	50.95	52.42

附

录

续附表7

身高 （厘米）	男性 体重 （千克）	女性 体重 （千克）	身高 （厘米）	男性 体重 （千克）	女性 体重 （千克）
129	25.07	24.06	165	52.25	53.19
130	24.75	25.11	166	52.75	51.23
131	25.47	25.09	167	54.05	55.06
132	26.72	25.49	168	54.71	54.40
133	26.41	26.26	169	54.71	53.20
134	27.52	26.72	170	55.94	56.00
135	28.51	27.45	171	57.10	56.43
136	28.55	27.96	172	56.83	60.27
137	28.35	27.87	173	58.42	
138	30.01	29.40	174	59.25	
139	29.83	29.19	175	58.39	
140	30.62	29.84	176	60.62	
141	31.36	31.47	177	60.29	
142	32.40	32.28	178	61.27	
143	32.67	32.65	179	60.98	
144	32.37	33.82	180	61.64	
145	33.14	34.62